Gulnora Rakhimbaeva
Yulduz Alpisovna
Sardorbek Muhtarbekovich

AVC cardioembólico: tendências e perspectivas na prática clínica

Gulnora Rakhimbaeva
Yulduz Alpisovna
Sardorbek Muhtarbekovich

AVC cardioembólico: tendências e perspectivas na prática clínica

ScienciaScripts

Imprint

Any brand names and product names mentioned in this book are subject to trademark, brand or patent protection and are trademarks or registered trademarks of their respective holders. The use of brand names, product names, common names, trade names, product descriptions etc. even without a particular marking in this work is in no way to be construed to mean that such names may be regarded as unrestricted in respect of trademark and brand protection legislation and could thus be used by anyone.

Cover image: www.ingimage.com

This book is a translation from the original published under ISBN 978-620-7-65328-7.

Publisher:
Sciencia Scripts
is a trademark of
Dodo Books Indian Ocean Ltd. and OmniScriptum S.R.L publishing group

120 High Road, East Finchley, London, N2 9ED, United Kingdom
Str. Armeneasca 28/1, office 1, Chisinau MD-2012, Republic of Moldova, Europe
Printed at: see last page
ISBN: 978-620-7-85204-8

AVC CARDIOEMBÓLICO: TENDÊNCIAS E PERSPECTIVAS NA PRÁTICA CLÍNICA

Tashkent-2024

UDC: 616.831:616-005.1:616-002

Musaev e Yulduz Alpisovna - Doutor em Ciências Médicas, Professor Associado do Departamento de Neurologia e Psicologia Médica da Academia Médica de Tashkent.
Rakhimbaeva Gulnora Sattarovna - Doutor em Ciências Médicas, Professor, Chefe do Departamento de Neurologia e Psicologia Médica de Tashkent
Academia Médica
Musaev Sardorbek Muhtarbekovich- Nevrologista , Psicologia Médica da Academia Médica de Tashkent.

Revisores:
Professor do Departamento de Neurologia e Psicologia Médica, Academia Médica de Tashkent,
DMSc ., Prof.: **Muratov F. Kh**
.

Professor Associado, Departamento de "Neurorreabilitação"
do Centro de Desenvolvimento da Qualificação Profissional dos Trabalhadores Médicos, **DMSc . ,** Professor: **Nazarova Zh.A.**

Esta monografia é dedicada a um dos problemas prementes da neurologia moderna – os acidentes vasculares cerebrais cadiogênicos . Foram estudadas as bases clínicas e patogenéticas do desenvolvimento de reações inflamatórias locais do cérebro durante acidentes vasculares cerebrais isquêmicos de etiologia cardiogênica. Os autores apresentam conceitos modernos das manifestações morfológicas das reações inflamatórias no cérebro e do estado dos parâmetros hemodinâmicos durante a hemorragia intracerebral experimental no cérebro. **A validade das disposições científicas, conclusões e recomendações contidas na monografia são determinadas pela grande quantidade de material experimental, pela informatividade dos métodos de investigação e pelo processamento estatístico dos resultados obtidos, cuja totalidade pode ser qualificada como um novo promissor**

direção no desenvolvimento do tratamento para pacientes com acidente vascular cerebral cardioembólico, que tem importante significado prático.

A monografia destina-se a neurologistas, especialistas em reabilitação, neurocirurgiões, patologistas e clínicos gerais. bem como residentes clínicos e graduandos de especialidades relevantes.

LISTA DE ABREVIAÇÕES

AAE - arterio-arterial embolism

ACA - anterior cerebral artery

ACS - arteries of the carotid system

AF - atrial fibrillation

AF - atrial firillation

AH - arterial hypertension

AS - atherosclerosis

AT - atherothrombosis (obstructive)

AVBS - arteries of the vertebrobasilar system

BA - basilar artery

BP - blood pressure

CA - coronary arteries of the heart

CHD - coronary heart disease

CS - carotid sinus

CTE - cardiogenic thromboembolism

CVA - cerebrovascular accident

ECHOCS - echocardioscopy

ICA - internal carotid artery

IS - ischemic stroke

MAH - main arteries of the head

MCA - middle cerebral artery

NSAIDs - non-steroidal anti-inflammatory drugs

PCA - posterior cerebral artery

PCB – posterior circulation of the brain

SDI - small deep (lacunar) infarction

SSI - small superficial infarction

TA - tandem atherostenosis

CONTENTE

INTRODUÇÃO

Relevância e relevância do tema da dissertação. 20 milhões de AVC são registrados anualmente no mundo, dos quais apenas 25,4% permanecem aptos para o trabalho . O Escritório Regional para a Europa da Organização Mundial da Saúde (OMS) acredita num contexto de mortalidade por AVC de 11%, a criação de um sistema moderno de atendimento a pacientes com AVC reduzirá a mortalidade durante o primeiro mês da doença para 20% e garantirá independência na vida cotidiana 3 meses após o início da doença para pelo menos 70% dos pacientes sobreviventes. Com base em muitos anos de pesquisa sobre mudanças estruturais no cérebro e em seu sistema vascular durante a aterosclerose dos vasos sanguíneos e vasos cerebrais, o conceito de " angiopatia aterosclerótica e angioencefalopatia " foi formado [1]. O termo " angiopatia aterosclerótica " refere-se a todo um complexo de processos inter-relacionados e diversos encontrados em vasos em diferentes níveis do sistema vascular cerebral na EA. A variedade de angiopatia aterosclerótica do cérebro consiste em processos de "qualidade diferente" observados no mesmo caso: prevenção de acidentes vasculares cerebrais de diversas etiologias, desenvolvendo-se em decorrência de placas ateroscleróticas de diferentes estruturas, tamanhos e localizações, estenoses causadas por EA , vascular trombose e embolia, alterações estruturais nos vasos sanguíneos, são um dos problemas prementes da atualidade. A depressão após um acidente vascular cerebral é em média de 33% e piora o prognóstico de recuperação das funções perdidas.

---

[1]Gulevskaya TS, Morgunov VA Anatomia patológica de distúrbios circulatórios cerebrais na aterosclerose e hipertensão arterial. -M.: Medicina, 2009. - P. 51-105

Portanto, melhorar os métodos de prevenção secundária é uma das questões problemáticas.

estão sendo realizados em todo o mundo sobre a correlação de alterações clínicas e patomorfológicas em acidentes vasculares cerebrais agudos de etiologia cardiogênica . Nesse sentido, estudos que visam avaliar principais fatores de risco para o desenvolvimento de acidente vascular cerebral isquêmico de etiologia cardiogênica, diferenciação do quadro clínico e alterações em alguns marcadores bioquímicos no subtipo cardioembólico de acidente vascular cerebral em combinação com patologia cardíaca e levando em consideração as diferenças de gênero e o subtipo patogenético da doença, características da hemodinâmica central e cerebral de acordo com ultrassonografia em pacientes com acidente vascular cerebral isquêmico em combinação com patologia cardíaca, o sistema arterial do cérebro em todos os níveis estruturais e funcionais, desde as seções extracranianas das principais artérias da cabeça até a microvasculatura, bem como as artérias coronárias , coração e arco aórtico.

O nosso país está a implementar medidas abrangentes que visam o desenvolvimento da indústria médica, adaptando o sistema de saúde às exigências das normas mundiais, incluindo a prevenção de doenças somáticas de diversas etiologias. Neste sentido, de acordo com sete direções prioritárias da Estratégia de Desenvolvimento do Novo Uzbequistão para 2022–2026, a fim de elevar a qualidade dos cuidados médicos para a população a um novo nível, tarefas como "... melhorar a qualidade da prestação de serviços qualificados ao população por serviço de atenção primária à saúde..." [2] . Com base nessas tarefas, é aconselhável realizar pesquisas, inclusive melhorando a correlação das alterações clínicas e patomorfológicas nos acidentes vasculares cerebrais agudos de etiologia cardiogênica.

CAPÍTULO I. INTERPRETAÇÃO MODERNA DA AVALIAÇÃO PATOMORFOLÓGICA DA ETIOPATOGÊNESE, DIAGNÓSTICO, TRATAMENTO E REABILITAÇÃO, FATORES DE RISCO DE AVC EM COMBINAÇÃO COM PATOLOGIA CARDÍACA

O AVC hoje é considerado a doença nervosa mais comum que representa uma ameaça à vida. O estudo da etiologia e patogénese dos acidentes cerebrovasculares isquémicos é uma das prioridades da medicina moderna, dada a sua elevada prevalência, incapacidade frequente de pacientes, muitas vezes em idade activa jovem, e elevada mortalidade [38; pág. 19-30, 45; pág. 37-44].

Todos os anos há um aumento na incidência de AVC; Assim, em 2016, foram registrados até 16 milhões de casos no mundo e 450 mil casos na Rússia. Também na Federação Russa, a doença coronariana é o motivo mais comum para adultos visitarem instituições médicas entre todas as doenças cardiovasculares (DCV) - 28% dos casos. A mortalidade cardiovascular é em grande parte devido à doença cardíaca isquêmica. Assim, em 2011, 7 milhões 411 mil casos de doença coronariana foram registrados na Federação Russa. No mesmo ano, o diagnóstico de DCC como causa de morte foi indicado em 568 mil casos [56; pág. 69].

De acordo com a classificação de doenças da CID-10, as DCV não pertencem à categoria das doenças do sistema nervoso, mas sim à categoria das doenças do aparelho circulatório. Isto é explicado pela estreita ligação etiopatogenética entre patologias cardíacas e cerebrovasculares, nomeadamente, a semelhança de fatores de risco: hereditariedade com história de doenças cardiovasculares; idade (acima de 55 anos para homens, acima de 65 anos para mulheres); gênero (geralmente masculino); presença de hipertensão arterial (HA); obesidade. A presença de doenças cardíacas é a causa do desenvolvimento de patologia cardiocerebral na forma de ataque isquêmico transitório (AIT) e acidentes vasculares cerebrais. Ao mesmo tempo, a presença de danos no sistema nervoso central , especialmente no tronco cerebral, leva ao desenvolvimento da síndrome cerebrocárdica (SCC).

A profundidade do problema deu origem à formação de uma nova direção no desenvolvimento da neurologia, a cardioneurologia , que estuda a correlação da patologia cardíaca e cerebral. Nas doenças que afetam o coração, são possíveis várias opções de envolvimento do sistema nervoso central: síndrome cardiocerebral (SCC), AIT, acidente vascular cerebral cardioembólico (CES) e acidente vascular cerebral hemodinâmico (HS) .

A SCC é um complexo de disfunções cerebrais de gravidade variável, caracterizada pelo aparecimento de sintomas neurológicos ou cerebrais que se desenvolvem como resultado de hipoperfusão cerebral aguda ou crônica no contexto de doenças cardíacas (arritmias, síndrome coronariana aguda (SCA), etc.) . [145; pág. 5-11].

A incidência de AVC no nosso país é uma das mais elevadas do mundo, ascendendo a 3,4 por 1000 habitantes por ano, enquanto o AVC isquémico é detectado 4 vezes mais frequentemente do que o hemorrágico [16; pág. 560-565].

Fatores cardiogênicos desempenham um papel importante na etiologia e patogênese do acidente vascular cerebral. Cerca de 20-25% dos EI se desenvolvem devido a patologia cardíaca - a chamada. acidente vascular cerebral cardioembólico (CES). Supõe-se também que, na maioria dos casos de AVC criptogênico, o papel da embolia de origem cardiogênica não pode ser excluído [147; pág. 42-49, 246; pág. 1-11].

Nas doenças cardíacas, existem dois mecanismos principais para o desenvolvimento de AVC cardiogênico isquêmico: embolia – oclusão de um vaso cerebral por coágulos sanguíneos provenientes das cavidades do coração; distúrbios hemodinâmicos - hipoperfusão cerebral devido a flutuações na pressão arterial (PA), levando a uma redução no fluxo sanguíneo cerebral no contexto de vasos cerebrais (CV) patologicamente alterados. [137; pág. 45-48].

Os fatores de embolia cardiogênica podem ser divididos em três grupos: câmaras cardíacas patologicamente alteradas; válvulas cardíacas patologicamente alteradas; cardioembolismo paradoxal .

Informações corretas sobre a incidência de AVC, visto que muitas vezes nem todos os casos desta doença são registrados. As consequências de mais de 70% de todos os acidentes vasculares cerebrais isquêmicos são alterações ateroscleróticas no sistema cardiovascular [27; pág. 2181-2185, 56; pág. 59, 127., 131; pág. 4-13], e em aproximadamente 40% dos casos, de acordo com resultados de estudos morfológicos, o AVC isquêmico é causado por AS MAH [8; pág. 32-37, 9; pág. 4-15, 23; pág. 5-15, 87; pág. 36-43, 114; pág. 420-433].

A patogênese do acidente vascular cerebral na EA é muito diversa [9; pág. 4-15, 11; pág. 51-56, 15; pág. 39-43], que está associado à natureza e ao seu curso, ao aumento da gravidade e prevalência das alterações ateroscleróticas no sistema vascular de vários órgãos e, sobretudo, do GM . O resultado letal dos acidentes vasculares cerebrais isquêmicos atinge 40% ou mais, e o resultado do acidente vascular cerebral depende em grande parte do tamanho e localização do infarto cerebral [11; pág. 51-56, 16; pág. 560-565, 80; 126-129, 100; pág. 16].

Isso enfatiza a relevância de estudar o tamanho, a localização e os principais fatores de ocorrência de infartos cerebrais na EA em material seccional, uma vez que o método morfológico é o método mais confiável para verificar alterações tanto no cérebro quanto em seu sistema vascular . O acidente vascular cerebral isquêmico (EI) pode ser causado por várias causas, como aterosclerose cerebral, oclusão cerebral de pequenos vasos e embolia cardíaca [4]. De acordo com os resultados de estudos populacionais, a incidência de acidente vascular cerebral cardioembólico (CES) é de 29%, acidente vascular cerebral aterotrombótico - 16%, acidente vascular cerebral lacunar - 16%, acidente vascular cerebral por causas mais raras - 3%, acidente vascular cerebral de etiologia desconhecida - 36% [2]. De acordo com estudos epidemiológicos populacionais, a taxa de incidência, a previsão de restauração das funções prejudicadas no primeiro e terceiro meses de EI e a probabilidade de AVC recorrente diferem para diferentes subtipos de EI [5]. Uma condição mais grave, que requer monitoramento dinâmico e tratamento conjunto com cardiologistas, inclui a CES.

Diante do exposto, é necessário estudar e solucionar as características patomorfológicas do AVC cardiogênico do período moderno, que é um problema muito premente da anatomia patológica e da neurologia clínica.

§1.1. Aterosclerose das artérias cerebrais e outras partes do sistema cardiovascular e o risco de infarto cerebral

Com base em um estudo básico de longo prazo das mudanças estruturais no cérebro e em seu sistema vascular na EA, o conceito de "angiopatia aterosclerótica e angioencefalopatia " foi formado [9; pág. 4-15, 11; pág. 51-56].

As doenças acompanhadas de alterações nas câmaras do coração incluem fibrilação atrial (FA), infarto do miocárdio (IM), cardiomiopatias (CMP), síndrome do nó sinusal (SSS), mixoma e outros tumores cardíacos. Tais doenças podem causar a formação de áreas de acinesia miocárdica focal ou global, o que leva ao desenvolvimento de estase sanguínea nas cavidades do coração, ativação do sistema de coagulação com formação de trombo vermelho de fibrina [26].

A fibrilação atrial é a causa subjacente de 50% de todos os acidentes vasculares cerebrais cardioembólicos. A fibrilação atrial (FA) é uma das arritmias cardíacas mais comuns na prática médica. A incidência de fibrilação atrial progride constantemente com a idade e em pacientes de faixas etárias mais avançadas atinge 25% dos casos [64; pág. 24-27]. O risco de desenvolver CES em pacientes com FA é de 0,5-12% ao ano, e o risco de desenvolver CES aumenta com a idade. Em pacientes com FA com histórico de AIT ou AVC, o risco de desastre tromboembólico recorrente aumenta 2,5 vezes [65; pág. 28-39, 173; pág. 1139-1151]. O risco de desenvolver complicações cardioembólicas requer avaliação do paciente pelas escalas CHA2DS2VASC e HAS-BLEED.

"Angiopatia aterosclerótica" implica todo o complexo de processos inter-relacionados e diversos descobertos em vasos em diferentes níveis do sistema vascular do cérebro na EA .

Dados de autópsia na população em geral, alterações ateroscleróticas mais graves e generalizadas são determinadas nas partes extracranianas da ACI (no seio carotídeo) e na AV (principalmente na área da boca) . As artérias intracranianas são afetadas 2 a 5 vezes menos frequentemente [9; pág. 4-15, 103; pág. 36-44,].

Assim, as placas ateroscleróticas são mais frequentemente encontradas no sifão e na parte cerebral da ACI e na AB, menos frequentemente nas artérias cerebrais médias (ACM) e nas partes intracranianas da AV. Placas ateroscleróticas nas artérias cerebrais posteriores e anteriores são detectadas com menos frequência [9; pág. 4-15, 44; pág. 32-39, 116; pág. 50-57, 130; pág. 73-78]. Apesar disso, alguns autores apontam para uma EA mais pronunciada das artérias intracranianas em comparação com as extracranianas [1; pág. 5-10, 120; pág. 6-11, 132; p.78-83, 155; pág. 1144-1152].

Outros autores apontam alterações ateroscleróticas mais graves nas artérias intracranianas . De acordo com seus dados, a estenose grave ocorre mais frequentemente nas partes intracranianas da ACI e na ACM, um pouco menos frequentemente na ACP, nas partes intracranianas da AV e na AB, e em casos isolados nas artérias cerebrais anteriores (ACA). Os autores detectaram EA grave nas partes extracranianas da ACI e AV 2 a 4 vezes menos frequentemente [45 ; pág. 37-44].

Uma variedade de partes extracranianas da ACI e VA, placas ateroscleróticas isoladas em artérias intracranianas são raras - não mais que 16% dos casos seccionais [8 ; pág. 32-37]. A violação da integridade de ambos os pares de MAH é determinada em mais de 50% dos casos, e a aterostenose combinada de artérias extra e intracranianas - aterostenose em tandem ou escalonada - ocorre, segundo diferentes autores, em 5-85% dos casos [130; pág. 73-78, 157; pág. 1865-1870, 177; pág. 1057-1062].

a aterostenose tandem da SCA, é característico que as placas ateroscleróticas estejam localizadas em diferentes partes da ACI, mais frequentemente em seu seio e sifão, ou nela e em uma das artérias cerebrais, mais frequentemente na ACM, no mesmo lado . As mesmas alterações se aplicam à AVBS, onde na aterostenose em tandem , as placas estenóticas estão localizadas em diferentes partes da VA ou nela e seus ramos, mais frequentemente na artéria cerebelar posterior inferior, ou as placas estão localizadas na VA, BA e/ou PCA . A aterostenose tandem também pode ser encontrada em uma das artérias cerebrais, ou seja, no tronco principal e nos ramos dessa artéria. A aterostenose em tandem das artérias de ambos os sistemas é mais frequentemente observada [9; pág. 4-15, 11; pág. 51-56,].

A posição de liderança em termos de prevalência e frequência de acidentes cerebrovasculares é dada à estenose hemodinamicamente significativa da ACI, que representa 70% do lúmen do tribunal ou mais

[69 ; pág. 14-21, 85; pág. 136-142, 86; pág. 79, 94; pág. 85-90, 151; pág. 53-57, 168; pág. 1461].

O resultado disso é a variabilidade do fluxo sanguíneo com seu movimento turbulento na área de aterostenose , bem como uma diminuição do fluxo sanguíneo volumétrico, que não é compensada pelo aumento da atividade cardíaca [52].

Nos ramos da ACI estenótica (MCA e ACA), alterações adaptativas aparecem em resposta à redução do fluxo sanguíneo neles [9; pág. 4-15, 11; pág. 51-56, 23; pág. 5-15], que se caracterizam por aumento do dobramento e colapso da membrana elástica interna, esclerose das membranas média e externa, proliferação de células da membrana interna com formação de uma nova membrana elástica e diminuição do diâmetro do artéria (“recalibração” das artérias) [9; pág. 4-15, 11; pág. 51-56].

Com aterostenose do orifício VA de 70% ou mais, alterações adaptativas características de fluxo sanguíneo reduzido são encontradas nos ramos anastomosados das artérias cerebelares [9; pág. 4-15, 11; pág. 51-56, 25].

A estrutura da placa aterosclerótica não é atribuível ao grau de grande aterostenose na ocorrência de AVC. Logo, com o objetivo de estudar a morfogênese das alterações ateroscleróticas da ACI e comparar as alterações morfológicas com os dados clínicos e os resultados do duplex scan pré-operatório da ACI, foi revelado que as características estruturais da placa (ulceração e irregularidade de sua superfície) levam a um risco aumentado de infarto cerebral, bem como à embolia resultante das artérias cerebrais por fragmentos de placa aterosclerótica ou trombos murais de artérias localizadas proximalmente (atero arterio-arterial - e tromboembolismo) e à formação de trombos murais e oclusivos [12 ; pág. 5-7, 13; pág. 5-11, 14; pág. 205-208, 86; pág. 79, 89; pág. 27-31, 93; 93-105, 94; pág. 85-90, 134., 163; pág. 1104-1110].

Complicações cardioembólicas ocorrem em 14-39% dos pacientes e se manifestam mais frequentemente por embolia de vasos cerebrais, além da formação de aneurismas de vasos cerebrais e metástases mixomatosas [129; pág. 32-34].

Grande importância é dada à hemorragia na placa, como uma das principais razões para o aumento repentino do seu volume e, certamente, do grau de estenose da ACI [36; pág. 39-42, 69; pág. 14-21, 85; pág. 136-142, 104; pág. 25-34].

No seio carotídeo (SC) (até 80% dos casos) há cárie, calcificação da placa, hemorragia na espessura da placa, bem como ulceração da cobertura da placa na área de ateromatose relacionada a lesões ateroscleróticas complicadas. Relativamente raramente, são detectados no sifão da ACI, onde predominam as placas ateroscleróticas calcificadas , bem como em VA e BA. Nas artérias cerebrais, a EA complicada ocorre em casos isolados [9; pág. 4-15, 11; pág. 51-56, 132; pág. 78-83].

A complicação mais grave da EA é a trombose dos vasos sanguíneos do sistema arterial do cérebro . Assim, o processo de formação do trombo está intimamente relacionado à influência de fatores locais e gerais. Os fatores locais incluem as características estruturais da própria placa - seu tamanho, extensão, grau de estenose do vaso, a condição de sua superfície, especialmente a presença de ulceração, hemorragia na placa e seu inchaço [9; pág. 4-15, 11; pág. 51-56,]. Fatores comuns incluem o estado dos sistemas de coagulação e anticoagulação sanguínea, hemodinâmica geral e cerebral e atividade cardíaca.

Na maioria dos casos, a trombose VA é encontrada tanto na parte extracraniana quanto intracraniana, porém as opiniões dos autores quanto à localização predominante dos trombos na VA divergem . Alguns cientistas indicam que os coágulos sanguíneos estão localizados principalmente nas partes proximais do VA (na área da boca) [110; pág.

122-128], em outros - nas partes intracranianas do VA [24 , 123; pág. 81-93].

Comparando o estado das alterações ateroscleróticas nas artérias cerebrais com a gravidade da EA em outras artérias, muitos autores chamam a atenção para a falta de paralelismo entre o grau de dano às artérias cerebrais e outros vasos do sistema arterial . Resumindo a opinião da maioria dos autores, deve-se notar que as alterações ateroscleróticas nas artérias cerebrais são detectadas com aproximadamente a mesma frequência tanto na ausência de alterações na aorta e nas artérias coronárias (CA), quanto no caso de EA pronunciada destas. artérias [122; pág. 104-117, 185; 517-584].

Além disso, alguns estudos demonstraram uma relação direta entre o grau de aterostenose das artérias coronárias e o grau de estenose das artérias extracranianas [47; pág. 20-24, 172; pág. 119-129], artérias intracranianas [141; pág. 187-192], tanto artérias extra como intracranianas [133; pág. 27-30], bem como o facto de as placas ateroscleróticas nas artérias extra e intracranianas serem mais comuns quando vários ramos da artéria coronária são afetados [186; 7787-7793, 187; 1086-1094].

De acordo com os resultados de muitos autores, as placas ateroscleróticas são encontradas nas artérias coronárias de pacientes com acidente vascular cerebral 2 a 4 vezes mais frequentemente do que em pacientes sem acidente vascular cerebral com outras doenças neurológicas [95 ; pág. 250-253].

Referindo-nos à opinião de muitos autores, a EA pronunciada do arco aórtico e da artéria coronária é um factor de risco independente para a ocorrência de enfarte cerebral [99; pág. 30-34, 106; pág. 75-79]. Sabe-se que em 9-30% dos casos o infarto cerebral ocorre como resultado de tromboembolismo das artérias cerebrais provenientes do coração [39 ;

pág. 61-65, 48; pág. 80-84, 135], cujas causas mais comuns são vários distúrbios do ritmo cardíaco (mais frequentemente fibrilação atrial), infarto do miocárdio, cardiosclerose macrofocal e aneurisma do ventrículo esquerdo [27; pág. 2181-2185, 34; pág. 69-77].

Os resultados de grande material patológico mostraram que o risco de enfarte cerebral na presença de placas ateroscleróticas ulceradas no arco aórtico aumenta 4 vezes [106; pág. 75-79]. Ao mesmo tempo, alguns autores associam o maior risco de infarto cerebral, mesmo na presença de estenose da ACI e fibrilação atrial, à estrutura heterogênea de placas na parte ascendente do arco aórtico com mais de 4 mm de diâmetro com presença de um componente móvel na ecocardiografia transesofágica . Segundo os autores, o risco de infarto cerebral nesses casos chega a 12-20% ao ano [40 ; pág. 51-53, 41; pág. 91-96, 98; pág. 54-58, 148; pág. 5-10].

Estudos morfológicos e clínicos descobriram que o tamanho e a localização dos infartos cerebrais são significativamente influenciados pela localização, quantidade e estrutura das placas ateroscleróticas, pelo grau de aterostenose , pela localização de trombos e êmbolos, pela taxa de desenvolvimento de estenose ou oclusão vascular e isquemia cerebral, o nível de pressão arterial sistêmica, bem como fatores como as características anatômicas do sistema arterial do cérebro ou vasos individuais (trifurcação anterior e posterior da ACI, ausência ou duplicação de artérias de conexão no círculo arterial de o cérebro, etc.) [8; pág. 32-37, 9; pág. 4-15, 23; pág. 5-15, 60; pág. 40-43, 126; pág. 92-96, 142; pág. 517-522, 149; pág. 7].

No acidente vascular cerebral cardioebólico , em 80-90% dos casos, a bacia da artéria cerebral média é afetada. Pequenos infartos subcorticais são encontrados com relativa menor frequência na área de vascularização de artérias penetrantes profundas, assemelhando-se clinicamente a infartos lacunares ou ocorrendo de forma assintomática ("infartos silenciosos") [181; pág. 139-147]. O AVC cardioembólico é caracterizado pelo início súbito de sintomas neurológicos de gravidade máxima, seguido de rápida regressão no paciente acordado, principalmente após atividade física. Muitas vezes, no início, observam-se depressão de consciência e síndrome convulsiva devido à oclusão dos ramos corticais da ACM. Na maioria dos casos, os pacientes com história de CES apresentam AITs prévios, acidentes vasculares cerebrais, embolias pulmonares e embolias em vários territórios vasculares. Uma manifestação distintiva da CES é a tendência à recaída e à transformação hemorrágica. A impregnação hemorrágica na CES é característica de 30-50% dos casos [145; 5-11, 146; pág. 55-61]. As doenças cardíacas, por sua vez, podem causar acidente vascular cerebral isquêmico (EI) do subtipo hemodinâmico, que representa 8-10% de todos os EI. O início da doença é geralmente súbito ou escalonado, tanto no paciente ativo quanto no paciente em repouso, num contexto de diminuição da pressão arterial, tanto fisiológica (sono, alimentação, banho quente) quanto patológica (hipotensão ortostática, isquemia miocárdica, hipovolemia, arritmias , incluindo FA, SSS) gênese [143; pág. 76-79]. Freqüentemente, no contexto de um paciente que sofreu um acidente vascular cerebral, pode ocorrer SCA. Isso se deve a fatores de risco comuns para essas doenças, sendo os principais: aterosclerose, hipertensão arterial e presença de diabetes mellitus (DM). No diabetes, a probabilidade de desenvolver IM e EI aumenta devido à presença de neuropatia autonômica, microangiopatia e cardiomiopatia diabética [3., 144; pág. 123, 224; pág. 112-123].

O primeiro é o nível do círculo arterial (willisiano) do cérebro, o segundo é o nível de circulação colateral na superfície do cérebro entre os ramos anastomosados das artérias cerebrais, o terceiro é a rede capilar intracerebral, o quarto é o nível extracraniano da circulação colateral devido à anastomose da ACI e VA com a artéria carótida externa [19; pág. 30-35]. O mais importante deles para a manutenção de uma hemodinâmica intracerebral adequada, segundo a maioria dos autores , é o círculo de Willis [6; pp.4-6, 19; pág. 30-35, 22; pág. 49-53].

Projetos anatômicos realizados indicam que a estrutura normal do círculo de Willis ocorre em apenas 28% das pessoas. Anomalias e variantes da estrutura do círculo arterial são detectadas em média em 59% dos casos. [21; pág. 45-51], como resultado da separação completa das bacias AKS e AGBS . Esta opção, segundo muitos autores, é observada em não mais que 15% dos casos [21; pág. 45-51], embora em outros trabalhos tenha sido notado em 42% dos casos [3.].

Além disso, distingue-se a trifurcação anterior da ACI, quando a ACA esquerda e direita surgem do mesmo BGA. A trifurcação anterior na maioria dos estudos foi encontrada em 5-11% dos casos [6 ; pp.4-6, 51; pág. 35-41].

Verificou-se que uma artéria oftálmica bem desenvolvida na oclusão BGA é um sinal de mau prognóstico, uma vez que o fluxo sanguíneo através desta artéria não é imediatamente estabelecido e o seu potencial é baixo, uma vez que pode fornecer apenas 20-30% do fluxo sanguíneo cerebral total [17]. Este caminho deve ser utilizado quando, por desconexão anatômica ou funcional, o caminho mais poderoso e realizado instantaneamente através do círculo arterial do cérebro é insuficiente.

Assim, resolver o problema da patologia cardiovascular, estudar características patomorfológicas e táticas neurológicas, diagnosticar e tratar acidente vascular cerebral isquêmico é um problema urgente da ciência fundamental e da disciplina clínica moderna.

§1.2. Subtipos patogenéticos de acidente vascular cerebral isquêmico

Uma em cada dez pessoas no mundo morre de acidente vascular cerebral e apenas um em cada três pacientes com AVC retorna às suas atividades profissionais anteriores. De acordo com vários autores, prevê-se um aumento adicional na mortalidade por acidente vascular cerebral no futuro [88., 179; pág. 1612-1623].

A principal conquista da angioneurologia moderna é o conceito de heterogeneidade do AVC isquêmico na HA e na hipertensão, que determina a capacidade de realizar tratamento direcionado e razoável e prevenção do AVC isquêmico [7; pág. 4-9, 27; pág. 2181-2185, 28; pág. 39-43, 29; pág. 132-140, 30; pág. 13-17, 37; pág. 6-10, 46; pág. 73-82, 56; pág. 69; pág. 14-21, 68; pág. 792-799, 92; pág. 102-105, 119; pág. 10-16, 125; pág. 54-56, 169; pág. 1315-1341, 183.]. No entanto, não existe uma classificação única e mundialmente aceita de infartos cerebrais de acordo com a patogênese . A literatura fornece diversas classificações de acidente vascular cerebral isquêmico, segundo as quais se distinguem os seguintes subtipos patogenéticos principais: aterotrombótico (ou acidente vascular cerebral causado por "patologia de uma grande artéria", grande artéria doença); embólico cardiogênico; hemodinâmica; acidente vascular cerebral causado por aterostenose em tandem das artérias cerebrais; lacunar (ou acidente vascular cerebral causado por "patologia de pequenas artérias", pequenas artéria doença); acidente vascular cerebral do tipo microoclusão hemorreológica ; acidente vascular cerebral de outra etiologia específica (pode ser causado por vasculite, vasculopatias não associadas à EA e hipertensão, bem como doenças do sangue) [27; pág. 2181-2185, 29; pág. 132-140, 37; pág. 6-10, 46; pág. 73-82, 56; pág. 69, 92; pág. 102-105, 119; pág. 10-16, 125; pág. 54-56, 183., 195; pág. 22-30].

Além disso, muitos autores identificam o AVC de etiologia desconhecida quando existem simultaneamente várias causas concorrentes para sua ocorrência ou na ausência dos dados necessários devido ao exame incompleto do paciente ou aos seus resultados negativos. Os acidentes vasculares cerebrais deste subtipo representam, segundo alguns dados, até 40% do número total de acidentes vasculares cerebrais isquémicos [56; pág. 69, 119; pág. 10-16, 127., 195; pág. 22-30].

A frequência de detecção de acidentes vasculares cerebrais aterotrombóticos, que se destacam em todas as classificações, varia amplamente, representando 14-66% de todos os acidentes vasculares cerebrais isquêmicos. Uma variação tão grande na incidência de AVC desse subtipo é em grande parte explicada pelos diferentes critérios para seu diagnóstico nas diferentes classificações. Na maioria dos casos, os acidentes vasculares cerebrais deste subtipo são causados por aterotrombose oclusiva, aterostenose ou aterobliteração das artérias do cérebro. Os autores têm opiniões diferentes quanto ao grau de aterostenose no qual o AVC aterotrombótico pode ser diagnosticado. Alguns autores sugerem que a aterostenose deva exceder 90% [27 ; pág. 2181-2185, 39; pág. 61-65]. Outros são de opinião que a aterostenose deveria ultrapassar 50%; além disso, os autores também chamam esse subtipo de acidente vascular cerebral causado por "EA com estenose" [37; pág. 6-10, 48, 125; pág. 54-56, 135; pág. 48-53]. Uma classificação afirma que para fazer um diagnóstico de acidente vascular cerebral aterotrombótico, é suficiente que a aterostenose da ACI seja superior a 30% na presença de aterostenose de mais de 50% de outra artéria extra ou intracraniana ipsilateral [68; pág. 792-799, 183.]. Alguns autores associam um acidente vascular cerebral deste subtipo ao atero - ou tromboembolismo das artérias extracranianas para as intracranianas (embolia arterio-arterial). Os acidentes vasculares cerebrais causados por embolia arterio-arterial são responsáveis por cerca de 13% dos acidentes vasculares cerebrais isquêmicos [27; pág. 2181-2185, 183.].

Os acidentes vasculares cerebrais causados por tromboembolismo cardiogênico são responsáveis por 9-30% de todos os acidentes vasculares cerebrais isquêmicos. Para diagnosticar um acidente vascular cerebral deste subtipo, é necessária a presença de coágulos sanguíneos no coração ou patologia trombogênica do coração na ausência de estenose ou trombose das artérias do cérebro ou placa aterosclerótica, que pode servir como fonte de embolia em as artérias distais, ou seja, se os critérios para diagnóstico de acidente vascular cerebral aterotrombótico não forem preenchidos [27; pág. 2181-2185, 37; pág. 6-10, 39; pág. 61-65, 48, 68; pág. 792-799, 125; pág. 54-56, 135; pág. 48-53].

A hipercoagulação associada ao câncer ou à síndrome antifosfolípide pode causar acidente vascular cerebral em decorrência da coagulação intravascular, portanto, nos casos em que há suspeita de tais distúrbios, deve-se fazer um coagulograma , bem como um exame de sangue para anticorpos anticardiolipina. O principal marcador de risco aumentado de acidente vascular cerebral é o nível de homocisteína no sangue.

A homocisteína é um aminoácido contendo enxofre sintetizado endogenamente a partir da metionina [167; pág. 261-276.]. A homocisteína faz parte das proteínas do corpo humano. O metabolismo da homocisteína é baseado em duas constantes bioquímicas - remetilação e transulfuração; é o equilíbrio entre esses dois mecanismos que determina seu nível no sangue [167; pág. 261-276].

Na biossíntese da homocisteína, o primeiro passo é a adição de um grupo adenosina do ATP à metionina, uma reação catalisada pela enzima S-adenosilmetionina sintetase para formar S-adenosilmetionina (SAM). A próxima etapa é a transferência do grupo metil para a molécula aceitadora. Durante a reação, forma-se adenosina, que é então hidrolisada em L-homocisteína. Essas reações de transmetilação ocorrem em praticamente todas as células. A L-homocisteína tem duas vias metabólicas principais: conversão via tetrahidrofolato de volta à metionina (usando o cofator cobalamina) ou conversão em L-cisteína [177; pág. 1057-1062].

A homocisteína é um potencial pró-coagulante devido à sua capacidade de inibir a antitrombina III, a proteína C e ativar os fatores V e XII, o que é considerado importante para o desenvolvimento de acidentes vasculares cerebrais isquêmicos aterotrombóticos e cardiogênicos [185; pág. 517-584.].

Nas décadas desde a descoberta da homocisteína, muitos estudos clínicos e epidemiológicos foram conduzidos [158; pág. 2027-2036, 198, 164; c.1578-1588, 244; pág. 1069-1070, 262; pág. 143-149].

No desenvolvimento de acidentes vasculares cerebrais hemodinâmicos, que representam 15% do número total de acidentes vasculares cerebrais isquêmicos, um grande papel pertence à patologia das artérias do cérebro, por um lado, e aos fatores extracerebrais de redução da pressão arterial, por outro lado [27 ; pág. 2181-2185].

A razão para o desenvolvimento de acidente vascular cerebral neste caso, segundo os autores, é uma violação da autorregulação do suprimento sanguíneo cerebral em condições de artérias cerebrais alteradas e uma diminuição temporária do fluxo sanguíneo para o cérebro . Na maioria das vezes, o acidente vascular cerebral hemodinâmico ocorre em pacientes com alterações ateroscleróticas nas artérias cerebrais (geralmente múltiplas, incluindo aterostenose em tandem), deformações das artérias com estenose septal e suas anomalias (desconexão do círculo de Willis, hipoplasia arterial) [8; pág. 32-37, 9; pág. 4-15].

Uma classificação distingue o AVC, que é causado por aterostenose em tandem [68; pág. 792-799, 146; pág. 55-61, 169; pág. 1315-1341]. Além disso, a incidência desses acidentes vasculares cerebrais pode - chegar a 20% . Os autores acreditam que nos acidentes vasculares cerebrais desse subtipo, o grau de aterostenose da parte extracraniana da ACI deve ser superior a 75%, e da artéria cerebral - superior a 50%. Se o grau de estenose da parte extracraniana da ACI for inferior a 75% na presença de ulceração da cobertura da placa, não pode ser excluída a ocorrência de acidente vascular cerebral deste subtipo como resultado de embolia arterio-arterial [39; pág. 61-65, 146; pág. 55-61, 169; pág. 1315-1341]. Alguns autores distinguem o enfarte cerebral causado por "aterosclerose sem estenose", embora admitam que o enfarte cerebral também pode ocorrer quando a aterostenose da artéria extra ou intracraniana é inferior a 50% na ausência de quaisquer outras causas [39; pág. 61-65, 48; pág. 80-84, 68; pág. 792-799].

Para traços lacunares; que ocorrem em 24-31% dos casos, incluem acidentes vasculares cerebrais que ocorrem como resultado de alterações nas artérias intracerebrais características da hipertensão. Além disso, em muitas classificações, os critérios para diagnosticar esse tipo de AVC são apenas o tamanho (menos de 1,5 cm de diâmetro) e a presença de síndrome lacunar, podendo também ser incluídos neste grupo o IHM que surgiu por outros mecanismos (aterostenose ou ateroobliteração das artérias extra ou intracranianas, embolia arterio-arterial ou tromboembolismo do coração) [27; pág. 2181-2185, 39; pág. 61-65, 125; pág. 54-56]. A incidência de acidentes vasculares cerebrais da microoclusão hemorreológica tipo é 7% do número total de acidentes vasculares cerebrais isquêmicos [18 ; pág. 8-10, 27; pág. 2181-2185, 29; pág. 132-140]. Sua ocorrência está associada a alterações nas propriedades reológicas do sangue, levando à oclusão dos vasos da microvasculatura.

§1.3 Causas de infartos cerebrais de vários tamanhos e localizações

Segundo o Centro Científico de Neurologia da Academia Russa de

Ciências Médicas (2005), as principais causas de acidente vascular cerebral cardioembólico são: fibrilação atrial paroxística não reumática - 22%; cardiosclerose pós-infarto - 16%; cardiopatias reumáticas - 15%; fibrilação atrial constante não reumática - 10%; prolapso da valva mitral com degeneração mixomatosa dos folhetos - 8%; próteses valvares cardíacas - 7%; endocardite infecciosa - 6%; aneurisma do septo interatrial - 5%; calcificação do anel mitral e endocardite asséptica - 3%; estenose aórtica calcificada, mixoma atrial esquerdo, cardiomiopatia dilatada e forame oval patente - 7%; infarto agudo do miocárdio - 1%. O espectro da patologia cardíaca que leva à embolia cerebral e sistêmica é diverso tanto em termos de nosologia, localização de formação, quanto na composição do substrato embologênico .

A causa da embolia cardiogênica pode ser não apenas a estenose, mas também a insuficiência valvar, ao passo que anteriormente se acreditava que as complicações embólicas eram causadas principalmente pela estenose mitral [136; pág. 23-28]. As alterações isquêmicas cerebrais podem ser causadas tanto por tromboembolismo vermelho quanto branco . Os coágulos sanguíneos vermelhos representam a maior ameaça ao cérebro devido ao seu grande tamanho [52].

Também não há consenso quanto à determinação do tamanho dos infartos cerebrais . De acordo com a classificação adotada pelo Centro Científico da Academia Russa de Ciências Médicas [9; pág. 4-15, 11; pág. 51-56], de acordo com seu tamanho, os infartos cerebrais são divididos em extenso, grande, médio, IPM e IHM. Segundo essa classificação, um infarto extenso se estende a todo o território da ACI ou ao território da parte intracraniana de VA e BA. Um grande infarto ocupa toda a bacia de uma das artérias cerebrais (ACA, MCA ou PCA) ou se espalha para as bacias de grandes ramos da VA e BA. Grandes infartos levam à morte, pois são acompanhados por inchaço pronunciado do cérebro, deslocamento lateral de suas estruturas da linha média e deslocamento axial do tronco encefálico, hérnia de partes do cerebelo no forame magno e hemorragias secundárias na ponte e no mesencéfalo [9; pág. 4-15, 11; pág. 51-56, 77; pág. 487-490, 166; pág. 2344-2352].

Existem mais duas classificações de infartos cerebrais por tamanho, baseadas em métodos de angiografia e neuroimagem . Além disso, de acordo com essas classificações, apenas os infartos localizados na bacia do SCA são classificados por tamanho. De acordo com a classificação BASIS (Boston Agudo AVC Imagem Escala) [181; pág. 139–147] apenas se distinguem infartos grandes e pequenos.

Um grande infarto é diagnosticado quando há oclusão da parte intracraniana da ACI, da parte horizontal da ACM ou AB, e também, na ausência de oclusão, quando o infarto na ressonância magnética ocupa mais de um terço da ACM território. Além disso, de acordo com a classificação de Watford [162; pág. 8-14], há infartos que ocupam toda a bacia da ACI, parte das bacias da ACI, infarto localizado na bacia da JAV e infarto lacunar . Os autores mostraram que os infartos que ocupam todo o território da ACI apresentam maior taxa de mortalidade em comparação aos outros três grupos .

A maioria dos autores concorda com as causas de infartos extensos e grandes . Assim, segundo dados seccionais, tais infartos ocorrem principalmente em decorrência de aterotrombose oclusiva da ACI, VA ou BA, menos frequentemente - tromboembolismo cardiogênico ou arterio-arterial, em casos isolados - na presença de aterostenose hemodinamicamente significativa dessas artérias em combinação com uma diminuição acentuada da pressão arterial [9; pág. 4-15, 11; pág. 51-56, 15; pág. 39-43].

Os grandes enfartes que ocupam todo o território da ACM estão mais frequentemente associados à aterotrombose da ACI ou da ACM (até

41% dos enfartes) ou ao tromboembolismo cardiogénico (29% dos enfartes) [105 , 160]. Grandes infartos na bacia da ACM ou ACA, além dos motivos acima, também podem ser causados por embolia arterioarterial da ACI, principalmente do seu seio, ou do arco aórtico [42; pág. 87-93, 63; pág. 219-224, 117; pág. 38-58, 159; c.1497-1506].

O mecanismo de ocorrência de grandes infartos que ocupam todo o território do PCA na maioria das vezes permanece obscuro (40%), em segundo lugar entre as causas de sua ocorrência está o tromboembolismo cardíaco (34%), menos frequentemente esses infartos são causados por aterotrombose (20%) [140 ; pág. 61-64].

infartos de médio porte . De acordo com estudos morfológicos, infartos médios podem ocorrer tanto quando o lúmen das artérias cerebrais está fechado como resultado de sua aterotrombose obstrutiva e embolia (cardiogênica ou arterioarterial), quanto quando aterostenose arterial , inclusive em tandem, sem obstrução de seu lúmen [9; pág. 4-15, 11; pág. 51-56, 15; pág. 39-43].

De acordo com os resultados de estudos clínicos e instrumentais, os enfartes na região MCA representam cerca de 40-50% de todos os enfartes cerebrais . Os autores observam que os infartos são encontrados com aproximadamente a mesma frequência nas bacias dos ramos corticais (parte insular, ramos corticais inferiores e superiores) (40,5%) e ramos profundos (parte horizontal) (45%) da ACM . Muito menos frequentemente, os infartos são detectados nas áreas de suprimento sanguíneo adjacente do MCA e ACA, MCA e PCA (14,5%) [105., 160.].

Existem três pontos de vista diferentes sobre as causas dos infartos de médio porte na bacia dos ramos corticais da ACM . Alguns autores consideram a hipoperfusão associada à aterostenose da ACI e/ou ACM o principal mecanismo para a ocorrência de infartos nesta região. Identificaram esse mecanismo em 65% dos casos. Na maioria dos casos, foi detectada aterostenose da ACM, com menos frequência - aterostenose em tandem da parte extracraniana da ACI e da ACM (cerca de 12% dos casos) e aterostenose da articulação do joelho (cerca de 12% dos casos) [105].

Outro estudo mostrou que a causa de enfartes de tamanho médio na área dos ramos corticais da ACM, em aproximadamente o mesmo número de casos, foi a aterostenose pronunciada e a oclusão da ACM [128; pág. 86-94].

A oclusão da ACM, por sua vez, foi causada por tromboembolismo cardiogênico ou arterioarterial ou aterotrombose da ACM . De acordo com o terceiro ponto de vista, até 50-60% dos infartos médios desta localização surgem como resultado de embolia (embolia arterio-arterial e tromboembolismo do coração são determinados com aproximadamente a mesma frequência), e um terço dos infartos são causadas por aterostenose superior a 50% ou aterotrombose da ACI ou ACM [63; pág. 219-224, 67; pág. 72-78 , 160].

Os infartos no território da ACA representam 1,1-2,3% de todos os infartos [63; pág. 219-224, 91; pág. 68-71, 153; pág. 154-194, 199; pág. 1835], enquanto as opiniões dos autores sobre as principais causas de tais ataques cardíacos diferem . De acordo com dados seccionais e estudos angiográficos, a maioria dos infartos de médio porte (mais de 50%) está associada à aterotrombose da ACA. Muito menos frequentemente, os ataques cardíacos são causados por embolia arterio-arterial (cerca de 23%) e tromboembolismo do coração (cerca de 13%) [79 ; pág. 52, 115; pág. 22-26]. Entretanto, a maioria dos autores indica que a aterotrombose da ACA é extremamente rara, e o principal mecanismo de infarto no território da ACA é o tromboembolismo cardiogênico (até 80% dos casos) . Menos frequentemente, os autores associaram infartos de médio porte no território da ACA com aterotrombose obstrutiva (até 30%), indicando que em muitos casos foi observada aterotrombose da articulação do joelho com disseminação de um trombo para a parte intracraniana da ACI ou ACA, ou com embolia arterio-arterial [63; pág. 219-224, 90; pág. 32-36, 117; pág. 38-58, 133; pág. 27-30, 153; pág. 154-194]. Resultados semelhantes foram obtidos em outro estudo, que mostrou que o tromboembolismo cardíaco ou embolia arterioarterial foi responsável pela ocorrência de até 63% dos infartos no território da ACA [63; pág. 219-224], aterotrombose da ACA foi observada em casos isolados , e até 30% dos infartos foram causados por aterostenose da ACI [63; pág. 219-224, 124; pág. 224].

Alguns estudos indicam que aterostenose grave ou oclusão da artéria carótida foi detectada em 75% dos casos em pacientes com infartos unilaterais nas áreas de irrigação sanguínea adjacente da ACA, ACM e PCA . Nesta base, os autores acreditam que as causas hemodinâmicas dominam os mecanismos embólicos [65; pág. 28-39, 184; pág. 117-125].

Há também um ponto de vista oposto. Assim, num dos estudos - verificou-se que enfartes em áreas de irrigação sanguínea adjacente às artérias cerebrais foram detectados em menos de 40% dos pacientes com estenose ou oclusão da ACI . Os autores expressaram a opinião de que enfartes em áreas de irrigação sanguínea adjacente raramente ocorrem durante a oclusão da ACI, mas estão principalmente associados a embolia [55 ; pág. 32-43, 64; pp.24-27, 164; c.1578-1588].

Os infartos na região do PCA são responsáveis por 5-10% de todos os infartos [70; pág. 24-30], enquanto cerca de um terço deles são infartos de tamanho médio localizados na bacia dos ramos corticais da PCA (artérias occipitais lateral e medial) [143; pág. 76-79]. A principal causa de infartos de médio porte na bacia dos ramos corticais do PCA é, segundo muitos autores, o tromboembolismo do coração, que causa a ocorrência de 44-77% dos infartos desta localização [72 ; págs. 206-212, 140;

Alguns autores enfatizam a importância da embolia arterioarterial como causa de infartos localizados na bacia dos ramos corticais da ACP [74 ; pág. 219-221, 84; pág. 23-31, 121; pág. 86-98, 154; pág. 1036-1044, 171; pág. 134, 193.].

Contudo, de acordo com os resultados dos estudos angiográficos, a embolia arterio-arterial causou a ocorrência de apenas 11-17% desses infartos [71 ; pág. 4-11, 152.], enquanto segundo estudos seccionais, a embolia arterioarterial foi responsável pela ocorrência de metade dos infartos na bacia do ACP, e em 27% dos casos os infartos foram causados por aterotrombose da AB com a propagação de um trombo no PCA . Os infartos ocorridos devido ao mecanismo de tromboembolismo cardiogênico foram identificados pelos autores em casos isolados [76; pág. 32-40].

Yamamoto Y. et al. indicaram que na embolia arterioarterial são mais frequentemente encontrados infartos múltiplos, localizados não apenas na bacia do PCA, mas também no tronco encefálico e/ou cerebelo, enquanto no tromboembolismo do coração e aterostenose ou aterotrombose do PCA, os infartos estão localizados apenas na bacia do ZMA [193].

A aterostenose da JAV e os distúrbios hemodinâmicos associados são uma causa relativamente rara de infartos de médio porte na região da ACP, representando cerca de 7% dos casos . A aterotrombose por PCA ocorre em não mais que 3-4% dos casos [72; pág. 206-212, 176.]. Contudo, muitos autores notaram que em 11-32% dos casos a causa dos ataques cardíacos não pode ser determinada [71; pág. 4-11, 72; pág. 206-212, 140; pág. 61-64].

Os infartos localizados no tronco cerebral e nos hemisférios cerebelares são responsáveis por até 40% de todos os infartos cerebrais . Os infartos são mais frequentemente localizados na ponte, medula oblonga e mesencéfalo (até 60%), menos frequentemente no cerebelo (até 40%) [8; pág. 32-37]. Muitos autores consideram a aterostenose (incluindo tandem) e a aterotrombose de VA ou BA (até 72% dos casos) a principal causa desses infartos (até 72% dos casos) [8; pág. 32-37, 54; pág. 986-989 , 129; pág. 32-34, 190; pág. 24-29]. O tromboembolismo do coração e a embolia arterio-arterial, na sua opinião, causam não mais que 7% dos infartos desta localização [54; pág. 986-989, 129; pág. 32-34, 190; pág. 24-29]. No cerebelo, os infartos são mais frequentemente localizados no território da artéria cerebelar inferior posterior (até 47%), menos frequentemente no território da artéria cerebelar superior (até 38%) e áreas de suprimento sanguíneo adjacente ao cerebelo artérias (25%), em casos isolados - no território da artéria cerebelar anterior inferior . Além disso, até 50% dos infartos médios nas artérias cerebelares inferiores, posteriores e superiores ocorrem como resultado de tromboembolismo cardíaco [53 ; c, 28-34]. Em apoio aos dados obtidos, foi também revelado que os enfartes isolados do cerebelo estavam mais frequentemente associados ao tromboembolismo do coração (até 67%) e os enfartes isolados do tronco cerebral - com aterostenose ou aterotrombose do VA e/ ou BA (até 71% dos casos) [66; pág. 33-39]. Contudo, outro estudo mostrou que a embolia na artéria cerebelar póstero-inferior foi responsável por até 18% dos enfartes médios nesta região [190; pág. 24-29].

O desenvolvimento de pequenos infartos (MPI e MHI) pode ser devido ao fornecimento insuficiente de sangue ao cérebro devido à aterostenose das artérias cerebrais ou seus ramos, bem como ao trombo ou ateroembolismo desses ramos [9; pág. 4-15, 11; pág. 51-56, 55; pág. 32-43, 65; pág. 28-39, 164; c.1578-1588, 184; pág. 117-125]. Contudo, a maioria dos autores acredita que o principal mecanismo para a ocorrência de IPM na EA é a insuficiência vascular cerebral [9; pág. 4-15, 11; pág. 51-56, 65; pág. 28-39, 184; pág. 117-125].

De acordo com dados morfológicos, na aterostenose hemodinamicamente significativa da parte extracraniana da ACI, mais frequentemente na região da articulação do joelho, ocorrem muitos IPM de vários tamanhos. Eles estão localizados no córtex cerebral e podem se espalhar para a substância branca subjacente. Esses infartos, alternando com áreas de córtex inalterado e substância branca subjacente, criam uma imagem de uma superfície de granulação fina do córtex, que nos - hemisférios cerebrais é chamada de "atrofia granular do córtex cerebral" [9; pág. 4-15, 11; pág. 51-56].

Dependendo da gravidade e variabilidade das bacias dessas artérias, os infartos ocupam pequenas áreas dessas partes do córtex cerebral ou se espalham para todas as áreas listadas. Quando esses infartos são organizados, em alguns lugares a camada molecular do córtex permanece relativamente intacta, mas os neurônios morrem e são substituídos por astrócitos proliferantes e hipertrofiados.

Com aterostenose do orifício VA de 70% ou mais, foram encontradas alterações adaptativas características de redução do fluxo sanguíneo nos ramos anastomosados das artérias cerebelares . Sob condições de preservação do fluxo sanguíneo ao longo do círculo arterial do cérebro, essas alterações nas artérias causaram a ocorrência de IPM nas partes posterior e posteroinferior dos hemisférios cerebelares, ou seja, nas áreas de suprimento sanguíneo adjacente ao póstero-inferior e artérias cerebelares superiores . Tais infartos são caracterizados por sua localização nos sulcos interlobulares com envolvimento do córtex e da substância branca subjacente de dois lóbulos adjacentes [9; pág. 4-15, 11; pág. 51-56, 25.].

A relevância do estudo do IHM cerebral se deve não apenas à sua alta proporção na estrutura geral dos infartos cerebrais isquêmicos [9; pág. 4-15, 11; pág. 51-56, 82; pág. 22-25], mas também porque muitas vezes levam a ataques isquêmicos transitórios, acidente vascular cerebral isquêmico leve, e também constituem uma parte significativa dos chamados infartos cerebrais "silenciosos" (assintomáticos).

Os infartos localizam-se predominantemente na substância branca dos hemisférios cerebelares posteriores aos núcleos denteados, às vezes espalhando-se para eles . Esta área dos hemisférios cerebelares é a zona de suprimento sanguíneo adjacente aos ramos profundos das três artérias cerebelares. No caso de aterostenose em tandem do PCA e seus ramos, os MHIs estão localizados na profundidade dos sulcos dos lobos occipitais do GM [9; pág. 4-15, 11; pág. 51-56, 26., 182; pág. 1302].

O MHI pode ser causado não apenas por aterostenose em tandem das artérias cerebrais, mas também por alterações nas artérias intracerebrais durante a hipertensão na forma de sua obliteração ou estreitamento acentuado (estenose hipertensiva) como resultado de plasmorragia e hemorragia, necrose fibrinóide ou hialinose do paredes arteriais [10; pág. 1-7, 20; pág. 76-84, 26., 81; pág. 66; pág. 33-39 , 83; pág.54-57]. Ao mesmo tempo, alguns autores consideram as alterações nas pequenas artérias intracerebrais causadas pela hipertensão como o principal mecanismo para a ocorrência de IHM, indicando que a aterostenose hemodinamicamente significativa das artérias cerebrais em combinação com uma diminuição da pressão arterial é uma causa improvável da ocorrência de infarto lacunar [81; pág. 66; pág. 33-39, 83; pp.54-57, 144; pág. 123]. O HMI hipertenso e aterosclerótico não difere em tamanho, forma e localização, pelo que seu diagnóstico diferencial requer exame microscópico . No laboratório de anatomia patológica do Centro Científico da Academia Russa de Ciências Médicas, foram desenvolvidos critérios para o diagnóstico diferencial de IHM hipertenso e aterosclerótico [9; pág. 4-15, 11; pág. 51-56, 26.]. Como resultado do exame microscópico de um pseudocisto pós-infarto (lacuna) em HMI hipertenso, são detectadas necrose da artéria estenótica, seus restos na forma de fragmentos da membrana elástica interna e da membrana externa ou amputação completa da artéria . Por sua vez, uma característica do MHI aterosclerótico é a presença de uma ou mais artérias localizadas dentro do infarto e circundadas por uma área em forma de anel de tecido cerebral . Nos lúmens das artérias são encontradas finas fibras de tecido conjuntivo, macrófagos, bem como vários vasos recém-formados com paredes finas - um sinal de "recalibração" das artérias, característico da redução do fluxo sanguíneo nelas . A questão da possibilidade de ocorrência de IHM como resultado de tromboembolismo arterio-arterial e cardiogênico permanece discutível [49; pág. 55-64; pág. 24-27, 96; pág. 312-217, 113; pág. 232-241 , 136; pág. 23-28, 139; pág. 49-55, 144; pág. 123, 165., 174; pág. 1224-1237, 192; pág. 1-10].

Outras pesquisas realizadas no âmbito da neurologia clínica e fundamental ajudarão a aprofundar o conhecimento no campo da neurofisiologia, neuroquímica e neurogenética das doenças vasculares do cérebro, incluindo a EI, especialmente complicada pela transformação hemorrágica. A ampliação do conhecimento sobre os mecanismos de desenvolvimento desta patologia permitirá o tratamento adequado e de base patogenética de pacientes com acidente vascular cerebral cardioembólico.

§1.4. Causas de múltiplos infartos cerebrais

No caso de EA dos vasos do cérebro e da artéria arterial, não são incomuns casos de infartos múltiplos de vários tamanhos, localização e duração. Os infartos nesses casos são geralmente acompanhados por uma complicação do quadro clínico do AVE e muitas vezes levam a graves déficits neurológicos e transtornos mentais, incluindo o desenvolvimento de demência [15; pág. 39-43]. Por outro lado, os enfartes repetidos também indicam a possibilidade de os pacientes sofrerem AVC repetidos, incluindo os relativamente graves, no contexto da utilização de métodos modernos de tratamento do AVC . A frequência de detecção de múltiplos infartos cerebrais varia amplamente, sendo responsável por 30-82% dos casos de acidente vascular cerebral isquêmico [15; pág. 39-43, 38; pág. 19-30, 62; pág. 88-94 , 75; pág. 1612-1616, 128; pág. 86-94]. Alguns infartos, predominantemente de tamanho pequeno, são assintomáticos e geralmente são descobertos por acaso durante o exame de pacientes para um grande infarto repetido, acompanhado por sintomas neurológicos focais [9; pág. 4-15, 77; pág. 487-490, 166; pág. 2344-2352]. Segundo a literatura, em mais da metade dos casos com infartos múltiplos, há uma combinação de infartos de graus variados de organização (frescos, organizadores e organizados), o que dificulta a determinação da causa de cada infarto específico; múltiplos enfartes cerebrais da mesma idade são menos frequentemente identificados (cerca de 30% dos casos) [38; pág. 19-30]. Poucos estudos morfológicos e clínicos foram dedicados às - questões dos infartos múltiplos e, em particular, à sua patogênese, e os dados sobre a frequência de detecção e etiologia dos infartos múltiplos ainda permanecem controversos [15; pág. 39-43, 43; pág. 19-24, 82; pág. 22-25, 109; p.42-48]. Na grande maioria dos estudos, para estudar as causas dos infartos cerebrais, foram selecionados casos com infartos únicos de determinada localização, excluindo-se os casos com infartos múltiplos de difícil diagnóstico.

Com base no material de 82 autópsias, constatou-se que os infartos múltiplos na EA estão mais frequentemente localizados na bacia da artéria AC (38% dos casos) e nas bacias arteriais de ambos os sistemas (38%), menos frequentemente na bacia da JAV (24%) [15; pág. 39-43]. Na maioria dos casos, os autores identificaram diferentes combinações de IHM, IPM e infartos grandes (extensos, grandes, médios). MHI e MPI, detectados em 63% dos casos, foram causados por aterostenose em tandem da articulação AC e JAV, e em 74% dos casos foram combinados com grandes infartos, e em 26% dos casos foram detectados apenas múltiplos pequenos infartos. Os grandes infartos foram mais frequentemente causados por aterotrombose da ACI, VA, BA e seus ramos (51% dos casos) e aterostenose da artéria arterial (34% dos casos), menos frequentemente por tromboembolismo do coração (10%) e arterio. -embolia arterial (5%) [15; pág. 39-43]. Estudos morfológicos mostram que na aterostenose SCA em tandem , múltiplos IHM são geralmente combinados com IPM únicos ou múltiplos infartos deste tipo, ou seja, com "atrofia cortical granular" de extensão variável. Com aterostenose generalizada ou ateroobliteração da JAV e dos ramos dessas artérias, - predominam múltiplos focos de necrose (61%) sobre focos que ocorrem apenas em uma parte do tronco (34%) . Neste caso, múltiplos infartos em várias partes do tronco cerebral ("isquemia manchada do tronco cerebral") são frequentemente combinados com infartos no cerebelo, tálamo e lobos occipitais do cérebro [8; pág. 32-37, 9; pág. 4-15].

Um dos estudos constatou que a ocorrência de múltiplos infartos de diversos tamanhos pode ser causada com aproximadamente a mesma frequência tanto pela aterostenose da ACI em até 70% quanto por sua oclusão (38% e 40% dos casos, respectivamente). Ao mesmo tempo, a estenose crítica e a oclusão da ACI em pacientes com múltiplos IHM foram detectadas apenas em 26% dos casos . Segundo os autores, uma das causas de infartos moderados e lacunares em mais da metade dos casos poderia ser a embolia de uma placa aterosclerótica localizada no seio da ACI [31]. Segundo outros autores, a embolia arterioarterial (do SC) e o tromboembolismo do coração causaram a ocorrência de infartos repetidos de médio porte no território carotídeo em apenas 17% dos pacientes, e infartos repetidos no território AVV em aproximadamente 20% dos casos surgiram como resultado de infarto arterio-arterial. embolia arterial e tromboembolismo do coração, bem como com aterostenose e aterotrombose do PA, BA ou PCA [48; pág. 80-84].

Em dois estudos que incluíram pacientes com infartos apenas no território da ACM, foram detectados infartos múltiplos em mais de 50% deles [75; pág. 1612-161675, 128; pág. 86-94]. Ao mesmo tempo, foram detectados infartos múltiplos em mais da metade dos pacientes com aterostenose ou aterotrombose da ACM ou ACI e em um quarto dos pacientes com acidente vascular cerebral embólico cardiogênico, ou seja, na ausência de patologia da ACI ou ACM. Os autores notaram uma combinação frequente de dois mecanismos em infartos múltiplos: - insuficiência cerebrovascular e embolia arterio-arterial . Eles explicaram isso pelo fato de que uma diminuição na velocidade do fluxo sanguíneo em lesões estenóticas das artérias do córtex cerebral aumenta o risco de desenvolver aterotrombose e embolia nos ramos distais [75; pág. 1612-1616]. Outro estudo revelou que uma combinação de infartos nas bacias dos ramos corticais profundos da ACM e nas áreas de suprimento sanguíneo adjacente às artérias cerebrais foi observada com muito mais frequência na patologia da ACM (estenose e trombose) do que na patologia da ACI ou tromboembolismo do coração [128; pág. 86-94].

De acordo com os resultados de um estudo, o risco de acidente vascular cerebral recorrente é significativamente maior no acidente vascular cerebral causado por "patologia de grandes artérias" em comparação com o acidente vascular cerebral causado por tromboembolismo cardíaco e acidente vascular cerebral lacunar [138 ; pág. 344-348]. Alguns autores apontaram que o AVC recorrente ocorre significativamente mais frequentemente pelo mesmo mecanismo do primário (mais de 50% dos casos), e em 58-67% dos casos com AVC primário causado por tromboembolismo do coração, e em 67 % Nos casos de AVC hemodinâmico primário, o AVC recorrente ocorreu pelo mesmo mecanismo que o AVC primário [173 ; pág. 1139-1151, 194; pág. 8223].

Vários estudos examinaram os mecanismos de infartos múltiplos de duração semelhante. Os autores identificaram tais infartos em 13-29% de todos os casos de AVC primário, enquanto os infartos raramente eram (não mais que 8% dos casos) localizados nas bacias arteriais de ambos os sistemas [38 ; pág. 19-30, 167; pág. 261-276].

Na bacia da SCA, foram detectados múltiplos infartos frescos ou em organização, segundo diferentes autores, em 5-29% dos casos [62; pág. 88-94, 167; pág. 261-276].

Segundo outros autores, os infartos localizaram-se em um hemisfério em menos da metade dos casos e, em sua maioria (mais de 50% dos casos), localizaram-se nas bacias de vários ramos corticais das artérias cerebrais, sem envolver a bacia dos ramos profundos. . Nesse caso, os mecanismos de ocorrência de mais de 60% dos infartos foram estenose e trombose da ACI ou tromboembolismo do coração [61; pág. 65-75 , 62; pág. 88-94]. Em ambos os hemisférios do cérebro, múltiplos infartos recentes ou em organização, segundo diferentes autores, estão localizados em 25-60% dos casos [61; pág. 65-75, 62; pág. 88-94, 167; pág. 261-276], enquanto alguns autores consideram a aterostenose ou aterotrombose da ACI ou ACM o principal mecanismo de tais infartos [167; pág. 261-276], outros - embolia, principalmente do coração [62; pág. 88-94].

De acordo com estudos clínicos e instrumentais, a frequência de detecção de múltiplos infartos recentes ou em desenvolvimento na bacia AVBS é de 11-21% dos casos [58; pág. 175-182, 167; pág. 261-276]. Os autores destacaram que na região AVPS os infartos múltiplos estão localizados no tronco encefálico, cerebelo e/ou na região ACP, e os mecanismos mais comuns de infarto são aterostenose e trombose de VA, BA ou ACP (68% dos casos), menos frequentemente, os infartos são causados por tromboembolismo cardíaco (27% dos casos). Quando múltiplos infartos recentes ou em desenvolvimento foram localizados nas bacias arteriais de ambos os sistemas, em 55% dos casos, os infartos foram causados por tromboembolismo cardiogênico, 2 vezes menos frequentemente - por aterostenose ou trombose das artérias cerebrais [167; pág. 261-276].

Assim, os dados limitados e muitas vezes contraditórios da literatura descritos acima sobre alterações ateroscleróticas nas artérias do cérebro, subtipos patogenéticos de acidente vascular cerebral isquêmico, bem como o tamanho, localização e causas de infartos cerebrais na EA indicam a necessidade de estudos adicionais de alterações em o cérebro e seu sistema vascular, neste caso, doença .

Numerosos resultados e conclusões dos trabalhos acima foram obtidos utilizando métodos angiográficos e de neuroimagem, cuja ampla introdução na prática clínica permite o diagnóstico intravital de alterações estruturais no cérebro e no seu sistema arterial .

No entanto, os métodos de pesquisa clínica e instrumental para detectar infartos cerebrais e alterações ateroscleróticas em suas artérias são significativamente inferiores em precisão aos estudos patoanatômicos, o que limita a possibilidade de determinar a patogênese dos acidentes vasculares cerebrais isquêmicos em pacientes . Estudos morfológicos das causas dos infartos cerebrais na EA são muito poucos. O problema dos infartos múltiplos, que complicam o quadro clínico da encefalopatia aterosclerótica, vem ganhando grande interesse, mas na literatura há poucos dados sobre as causas e principais fatores de ocorrência desses infartos, obtidos em decorrência tanto de exames clínicos, instrumentais e estudos morfológicos .

Com base nos resultados descritos acima, deve-se levar em consideração a necessidade de realizar um estudo morfológico abrangente com um estudo detalhado das alterações estruturais do cérebro e de todas as partes do seu sistema arterial, aorta e coração, a fim de esclarecer os principais fatores no ocorrência de infartos únicos e múltiplos de diversos tamanhos na ACI, VA, BA e seus ramos .

§1.5 Sindromologia para uma combinação de acidente vascular cerebral e infarto do miocárdio

Luminares bem conhecidos no campo da terapia e da neurologia indicam o possível desenvolvimento de isquemia simultânea do coração e do cérebro. Em 1949, o acadêmico NK Bogolepov foi o primeiro a descrever uma variante apolectiforme do desenvolvimento de IM (síndrome coronariano-cerebral), que ocorre na forma de desmaios e início súbito de sintomas do tronco cerebral ou corticais [11; pág. 51-56].

Das várias condições patológicas do coração que causam acidente vascular cerebral, o autor nomeou principalmente IM. As manifestações clínicas distintas da síndrome coronariano-cerebral são descritas dependendo da localização dos distúrbios do fluxo sanguíneo cerebral: desmaios, paroxismos vegetativo-vasculares, ataques convulsivos e crises na forma de acidente vascular cerebral, desenvolvendo-se simultaneamente ou um pouco mais tarde após o IM . Isso permitiu ao autor identificar três opções possíveis para o desenvolvimento de - distúrbios cardíacos e cerebrais: no IM, ocorrem distúrbios circulatórios no cérebro (isquemia, hipóxia, edema, necrose, hemorragias eritrodiapedéticas); no acidente vascular cerebral, são possíveis distúrbios coronarianos (angina de peito, alterações no eletrocardiograma (ECG), arritmias); desenvolvimento simultâneo de enfarte do miocárdio e enfarte cerebral [106; pág. 75-79].

Desde então, a maioria dos especialistas chama os casos de uma combinação de EI e EM de " síndrome de Bogolepov ", ou a forma de acidente vascular cerebral de Bogolepov que acompanha o EM [87; pág. 36-43, 88.]. Em muitos casos, a causa do desenvolvimento de acidente vascular cerebral durante o infarto do miocárdio é a embolia cardiogênica . Na fibrilação atrial, a contratilidade do apêndice atrial esquerdo diminui, o que leva à estase sanguínea e à formação de coágulos sanguíneos [114 ; pág. 420-433]. A progressão da estase é promovida pela hipertensão [27; pág. 2181-2185]. No caso da embolia cardiogênica, desenvolve-se um dos subtipos graves de EI - CES. A CES é caracterizada pelo rápido desenvolvimento de sintomas neurológicos (80% dos casos) com gravidade máxima nos primeiros 5 minutos (47-74%) e focos isquêmicos de grande e médio tamanho, que em 85% dos casos estão localizados no bacia da artéria carótida, mais frequentemente na bacia esquerda da ACM [67; pág. 72-78, 103; pág. 36-44, 104; pág. 25-34]. A CES é caracterizada por um distúrbio de consciência no início de um acidente vascular cerebral e pelo fenômeno de rápida regressão dos sintomas, denominado " espetacular" encolhendo déficit síndrome " e ocorre em 12% dos pacientes [40; p. 51-53, 153; p. 154-194]. Uma propriedade distintiva da CES é também a transformação hemorrágica, que é determinada em 15% dos casos [67; p. 72-78]. Muitas vezes a CES é acompanhada de afasia, o que por sua vez dificulta o contato com o paciente e a coleta de queixas relacionadas ao IM.

A favor do IM sem dor, pode haver aumento do limiar de sensibilidade à dor, interrupção da condução dos impulsos dolorosos e características individuais de percepção da dor. Esta forma, segundo a maioria dos cientistas, é prognosticamente desfavorável [113; pág. 232-241, 125; pág. 54-56]. Outra forma atípica de IM - tromboembólica - também pode estar associada a arritmias cardíacas. Atualmente, acredita-se que o perigo embologênico seja representado principalmente pelas formas paroxísticas de FA [3., 112; pág. 53-58].

Segundo AV Fonyakin e LA Geraskina (2009), a patologia cardíaca desempenha um papel significativo na patogênese do acidente vascular cerebral, sendo principalmente a principal causa de embolia cerebral e um dos fatores independentes na ocorrência de insuficiência vascular cerebral, levando à IGD [114 ; pág. 420-433].

Os resultados de VI Ershov (2011) mostraram que o IDH foi diagnosticado em 9,69 ± 2,2% dos pacientes. A posição dominante ocorreu mais frequentemente na localização do tronco cerebral do acidente vascular cerebral [29; pág. 132-140]. Há evidências de ocorrência mais frequente desse subtipo de EI (até 15%) e localização do foco de isquemia nas áreas de circulação sanguínea adjacente e na bacia da artéria mais estreitada [73; pág. 33-40].

Existe a opinião de que o IDH pode desenvolver-se na ausência de alterações nas artérias, e a sua principal causa são as doenças cardíacas e principalmente o enfarte do miocárdio, mas os dados sobre esta questão são escassos [67; pág. 72-78]. Na classificação moderna do TOAST, o IDH não é diferenciado [137; pág. 45-48].

OI Vinogradov mostrou em 2011 que MA, aneurisma trombosado ou patologia global do movimento da parede miocárdica resultante de IM pode levar ao terceiro subtipo de IS - lacunar (LI) [18; pág. 8-10]. O infarto lacunar ocorre, via de regra, no território do suprimento sanguíneo de uma pequena artéria penetrante nas partes profundas dos hemisférios cerebrais ou em seu tronco [17.].

Segundo diversos autores, a frequência de IL varia de 13 a 37% [27; pág. 2181-2185, 91 ; pág. 68-71, 93; pág. 93-105, 97; pág. 203-207]. Em um estudo de VI Ershov, a IL foi detectada em 17,5 ± 2,9% dos casos [36; pág. 39-42]. Nos sintomas da LI, a ataxia e as síndromes piramidais moderadas foram significativamente mais comuns do que nos outros subtipos.

No caso em que o IM se desenvolve primeiro e é a causa de -
distúrbios cerebrais, costuma-se falar em síndrome cardiocerebral ou,
segundo NK Bogolepov , "síndrome coronariano-cerebral" [11; pág. 51-
56, 138; pág. 344-348].

Neste caso, também são possíveis sintomas cerebrais gerais:
perturbações da consciência, convulsões epileptiformes, perturbações
mentais, tonturas, náuseas, vómitos, que são explicados por isquemia
cerebral difusa associada a uma diminuição aguda do débito cardíaco,
vários distúrbios do ritmo cardíaco e da condução . Após o
desaparecimento dos sintomas cerebrais gerais na forma de acidente
vascular cerebral do infarto do miocárdio, os sintomas focais também
desaparecem; em 10% dos pacientes os sintomas são persistentes [59; pág.
4-12].

Por outro lado, quando o EI é o primeiro a se desenvolver e leva a
complicações cardíacas, costuma-se falar em síndrome cerebrocárdica
[26., 70; pág. 24-30]. A síndrome está associada a uma violação da
regulação autonômica da atividade cardíaca e da função do sistema
hipotálamo-hipófise-adrenal, que se manifesta por arritmias cardíacas,
padrões eletrocardiográficos (ECG) e alterações morfológicas no
miocárdio [36; pág. 39-42, 122; pág. 104-117].

A alta atividade do sistema nervoso simpático foi comprovada na
isquemia cerebral aguda com aumento do nível de catecolaminas, o que
leva à disfunção cardíaca [122; pág. 104-117]. É o distúrbio do suporte
autonômico do coração no período agudo do acidente vascular cerebral
que é considerado uma das formas que levam ao aumento da mortalidade
cardíaca [136; pág. 23-28]. Ao mesmo tempo, está comprovado que o
prognóstico das complicações cardíacas na EI piora progressivamente
com a idade : em pacientes de meia-idade, o risco de catástrofes cardíacas,
como o IM, domina; nos idosos e na velhice, o risco de morte súbita

domina [110 ; pág. 122-128].

Segundo VI Ershov (2011), a participação das causas extracerebrais de morte no EI é de 35,11 ± 9,84%, incluindo a participação do infarto agudo do miocárdio - 8,51 ± 5,6%, enquanto a proporção de complicações cardíacas como causas de morte é maior no CES. em comparação com outros subtipos de SI [29; pág. 132-140].

ES Trunova estabeleceu que quando o foco isquêmico está localizado na VBS, são possíveis episódios de bradiarritmias . Os mesmos episódios de bradiarritmias , desequilíbrio autonômico persistente e isquemia miocárdica sem dor foram descritos pelo autor em pacientes com EI no período agudo no contexto de patologia coronariana [94 ; pág. 85-90].

A disfunção cardíaca autonômica pode persistir por mais de seis meses após o AVC [136; pág. 23-28]. Embora alguns autores considerem as arritmias que continuam após a fase aguda do acidente vascular cerebral como uma manifestação de patologia cardíaca, e não uma consequência do acidente vascular cerebral, o fato de as arritmias cardíacas serem uma das principais manifestações da síndrome cerebrocárdica foi comprovado por numerosos trabalhos de estrangeiros e cientistas nacionais. Além disso, cientistas nacionais estabeleceram uma ligação entre distúrbios na inervação autonômica do coração na EI e a gravidade do déficit neurológico . Assim, EV Samokhvalova et al. (2008) revelaram correlações estatisticamente significativas entre a variabilidade da frequência cardíaca e o grau de déficit neurológico [81; pág. 66]. Segundo os autores, o subtipo de EI pode ser um marcador único de prognóstico desfavorável na fase aguda da doença e no período pós-AVC ; distúrbios no funcionamento dos sistemas nervosos simpático e parassimpático em pacientes com SCE são especialmente desfavoráveis [81; pág. 66]. No estudo de VI Ershov (2011), que mostrou que a probabilidade de desenvolver complicações cardíacas do EI, como IM, arritmia e insuficiência cardíaca aguda, aumenta com um AVC de 45 pontos ou mais . Ao mesmo tempo, o autor classifica os AVCs com pontuação de até 50 pontos como "leves " . Foi demonstrada uma relação não linear entre a gravidade da EI e a probabilidade de desenvolver complicações como enfarte do miocárdio [29; pág. 132-140].

AV Fonyakin e LA Geraskina (2009) descobriram que os doentes com uma combinação de EM e EI apresentavam mais frequentemente graus graves e moderados de défice neurológico, o que estava associado ao tamanho do foco isquémico [114; pág. 420-433]. A mesma ligação foi traçada por cientistas de Kemerovo, comparando um grupo de pacientes com EI sem patologia cardíaca com um grupo de pessoas com CES e potenciais fontes de embolia cardiogénica [57; pág. 155-156]. A gravidade do AVC no momento da admissão e um historial de enfarte do miocárdio são considerados fatores independentemente associados à ocorrência de enfarte do miocárdio no AVC [154; pág. 1036-1044].

Assim, as descrições de casos de comorbidades cardioneurológicas são amplamente apresentadas na literatura científica. A síndrome cardiocerebral , quando o IM ocorre primeiro e depois o EI se desenvolve, tem sido estudada com mais frequência. No estudo da síndrome cerebrocárdica , maior ênfase tem sido dada às manifestações cardíacas, como distúrbios de condução e ritmo, e os dados sobre o quadro clínico do próprio acidente vascular cerebral são limitados e por vezes contraditórios, o que determina a conveniência de continuar a investigação nesta área .

§1.6. Métodos instrumentais e laboratoriais para diagnóstico de acidente vascular cerebral isquêmico em combinação com infarto do miocárdio

Para fazer o diagnóstico de "CES possível ou provável", é necessário identificar pelo menos uma fonte cardíaca de embolia. Uma história de AIT ou acidente vascular cerebral em mais de um território vascular confirma o diagnóstico clínico de CES. Outras possíveis fontes de embolia ou trombose que possam estar associadas à aterosclerose de grandes artérias também devem ser excluídas [21–24].

De acordo com a classificação TOAST [4], distinguem-se os seguintes critérios para o diagnóstico de SCE: presença de fonte cardíaca de embolia de alto ou médio risco; dano ao córtex cerebral, cerebelo ou infarto hemisférico subcortical >1,5 cm de diâmetro de acordo com tomografia computadorizada ou ressonância magnética; AIT ou EI prévio em >1 sistema arterial; exclusão de potencial embolia arterioarterial; IS em pacientes com fonte verificada de risco médio de embolia cardíaca na ausência de outras causas (consideradas como CES).

O conceito de relação de causa e efeito entre infarto do miocárdio e acidente vascular cerebral está formado há muitos anos, mas somente as conquistas do progresso tecnológico nas últimas décadas permitiram chegar mais perto da solução deste importante problema científico e prático. A inclusão dos métodos de neuroimagem e ultrassonografia na prática clínica tem permitido diagnosticar com maior precisão e rapidez os distúrbios circulatórios agudos, estabelecer conexões etiopatogenéticas entre patologias cardíacas e cerebrais e, consequentemente, escolher uma tática de manejo do paciente livre de erros.

Como resultado dos resultados obtidos, com o auxílio de diversas técnicas ultrassônicas, foram revisadas as ideias sobre a frequência da embolia cardiogênica, cuja participação entre todas as causas do desenvolvimento de EI aumentou, segundo diversos autores, para uma média de 30-39 % [14 ; pág. 205-208, 22; pág. 49-53 , 34; pág. 69-77].

Utilizando técnicas de ultrassom, foi estabelecido que em pacientes com EI em pacientes idosos e senis, a patologia cardíaca embologênica ocorre com uma frequência de até 50% [43; pág. 19-24, 78].

A ecocardiografia (echoCG) (transtorácica, transesofágica) é - usada de acordo com o padrão para diagnosticar IM e identificar as causas do acidente vascular cerebral [73; pág. 33-40]. Essa abordagem integrada usando ecocardiografia, Dopplerografia transcraniana ultrassonográfica (USTDG) com duplex scan (USDS) é informativa e ajuda a desenvolver as táticas corretas para o manejo do paciente [76; pág. 32-40, 103; pág. 36-44,].

A ecocardiografia transtorácica pode detectar trombos parietais apenas nos ventrículos do coração, principalmente no ápice do ventrículo esquerdo . A ecocardiografia transesofágica é preferível para identificar outras fontes cardíacas potenciais e existentes de embolia: o septo interatrial e o átrio esquerdo [75; pág. 1612-1616]. Foi graças à introdução do ecoCG transesofágico na prática angioneurológica que a patologia cardíaca embologênica começou a ser detectada em 40-50% dos pacientes com EI [76; pág. 32-40].

TM PoplaBCTaya (2010) constatou que a ultrassonografia Doppler é um método bastante informativo para exames de triagem em pacientes com EI, porém, para identificar alterações vasculares (tortuosidade e/ou estenose aterosclerótica), é necessário um exame de verificação - duplex scan . Ao comparar esses dois métodos, o autor registrou completa coincidência das conclusões do UZTDG e da ultrassonografia em relação às estenoses ateroscleróticas em 53,2% dos casos, sobrediagnóstico de estenoses ateroscleróticas segundo UZTDG foi encontrado em 24,5%, subdiagnóstico - em 22,3%, e em nenhum Neste caso, a estenose crítica da ACI não foi ignorada [69; pág. 14-21].

Usando UZTDG e ultrassonografia, foi demonstrado que em pacientes com CES há alterações nas artérias de médio calibre, e as artérias cerebrais anterior, média e posterior (ACA, MCA, PCA) são significativamente mais afetadas em comparação com as artérias vertebrais, enquanto em 50% dos casos foi detectada oclusão, 25% - ulceração da parede, 15% - deformação [68; pág. 792-799].

Porém, no caso em que os sintomas de infarto do miocárdio prevalecem sobre as manifestações de isquemia cerebral, os pacientes são internados no serviço terapêutico ou cardiológico, não lhes sendo prescrito UTSD , ou seja, porque esta técnica não está incluída nas normas de manejo de pacientes com IM [52].

Então , Yu.E. Chetkarev (2004) mostrou que na CC há alto risco de desenvolver EI com estenose das artérias braquiocefálicas superior a 70% com circulação colateral prejudicada nos vasos do círculo de Willis, e o autor recomenda incluir não apenas a ecocardiografia, mas também ultrassonografia Doppler (USDS) de vasos braquiocefálicos [120; pág. 6-11].

As características da síndrome cerebrocárdica foram determinadas - alterações cerebrogênicas no ECG, que são frequentemente encontradas no acidente vascular cerebral: taquicardia sinusal ou bradicardia, onda P aumentada em derivações padrão, elevação ou depressão do segmento ST, onda T encurtada, achatada e negativa, detecção da onda U [36; pág. 39-42].

Foi estabelecido que a embolização de material trombótico do apêndice atrial esquerdo geralmente ocorre após a restauração do ritmo sinusal, razão pela qual a forma paroxística de FA é tão perigosa, e para identificar qual monitoramento de ECG Holter também é necessário [156 ; pág. 664-672, 158; pág. 2027-2036]. É usado para realizar análise espectral da variabilidade da frequência cardíaca para avaliar a disfunção autonômica em pacientes com acidente vascular cerebral. [122; pág. 104-117].

EI Batishcheva e AN Kuznetsov (2009) provaram o papel principal no desfecho desfavorável precoce da doença da extensão do dano isquêmico e da gravidade inicial do acidente vascular cerebral, e não da transformação hemorrágica desenvolvida [9; pág. 4-15]. Os autores demonstraram que a AM é um preditor de hemorragia intraisquêmica ; a natureza assintomática da transformação hemorrágica melhora o resultado clínico precoce da doença [9; pág. 4-15].

OI Vinogradov (2011) estabeleceu a gênese embologênica da LI: presença de possível fonte embologênica cardíaca ou arterial no paciente, conforme tomografia - presença de múltiplos focos em diferentes áreas ou vários focos grandes (mais de 15 mm) em um área, história cardíaca . Segundo o autor, uma baixa probabilidade de LI embologênica pode ser considerada na presença de um único foco lacunar pequeno (até 15 mm), bem como na ausência de sinais de aterosclerose nas artérias causadoras [15; pág. 39-43].

Cientistas italianos F. Colivichi et al. (2004) estabeleceram um alto risco de desenvolvimento de arritmias e regulação autonômica cardiovascular prejudicada no infarto isquêmico do hemisfério direito envolvendo a ínsula direita [135; pág. 48-53].

AN Evdokimenko , TS GuleBCTaya (2008) publicaram os resultados de uma análise de autópsias de 146 casos de infarto cerebral: em 30% dos pacientes, o tromboembolismo do coração causou infartos extensos, grandes e médios no território da ACI, enquanto o IM foi diagnosticado em 14% dos casos [28; pág. 39-43].

EV Melnikova et al. (2010) sugerem que a ausência de alterações significativas nos parâmetros rotineiros do coagulograma medidos em amostras de sangue periférico venoso pode ser explicada pela formação de trombos locais na maioria dos casos de EI sem alterações sistêmicas na hemostasia [4; pág. 3-5]. Está em andamento a busca por novos métodos que permitam a avaliação do sistema de coagulação como um todo, os chamados testes de hemostasia global . Na Rússia, foi criado um método para diagnosticar a dinâmica espacial da coagulação: a superfície de uma célula de medição com um nanorevestimento especialmente formado pode desencadear a ativação da coagulação, idêntica à que se desenvolve no corpo [2 ; pág. 330-332].

Um exame de sangue bioquímico (medição dos níveis de creatinina, glicose e uréia) é realizado para excluir oportunamente distúrbios cerebrais metabólicos secundários . Há evidências de que a hipercolesterolemia pode levar a um processo de coagulação "explosivo" [61; pág. 65-75]. Em pacientes gravemente enfermos, independentemente da causa da doença subjacente, a hiponatremia é o distúrbio eletrolítico mais comum. A hipernatremia é acompanhada por um aumento na osmolaridade plasmática e um aumento no hematócrito [73; pág. 33-40].

Assim, atualmente, existem métodos de exame diagnóstico instrumental e laboratorial de alta tecnologia, no entanto, como mostram a prática e os relatos da literatura, fazer um diagnóstico oportuno quando uma combinação de IM e infarto cerebral é um grande problema [52., 111 .].

Assim, apesar do estudo suficiente dos factores de risco, das manifestações das síndromes cardiocerebrais e cerebrocardíacas , das numerosas causas de embolia cardiocerebral , dos efeitos cerebrogénicos no coração nos acidentes vasculares cerebrais, as questões do diagnóstico precoce, prevenção e prognóstico em patologias combinadas - EM e EI - permanecem problemáticas para este dia. determina a viabilidade de continuação da pesquisa nesta área da cardioneurologia .

Outras observações realizadas no âmbito da neurologia clínica e fundamental ajudarão a aprofundar conhecimentos no campo da neurofisiologia, neuroquímica, neurogenética das doenças vasculares do cérebro, incluindo EI, especialmente complicadas pela transformação hemorrágica. O conhecimento dos mecanismos de desenvolvimento desta patologia permitirá um tratamento adequado e de base patogenética dos pacientes com CES.

CAPÍTULO II . MATERIAIS E MÉTODOS PARA AVALIAR A CORRELAÇÃO DE ALTERAÇÕES CLÍNICAS E PATOMORFOLÓGICAS EM AVC AGUDO DE ETIOLOGIA CARDIOGÊNICA

Este estudo é baseado na análise dos resultados de um exame clínico abrangente (418 pacientes) e anatomopatológico (138 pacientes). Os pacientes foram recrutados durante um período de 6 anos. Os critérios de seleção foram: 1) pacientes com acidente vascular cerebral isquêmico associado a infarto agudo do miocárdio e fibrilação atrial (grupo principal - MG); 2) pessoas com acidente vascular cerebral isquêmico sem etiologia cardíaca (grupo de comparação - GS). Critérios de exclusão: doenças oncológicas e hematológicas, insuficiência renal e hepática graves.

Dos 280 examinados clinicamente, 120 pacientes eram MG com EI e IM, idade média - 62,6±5,8 anos. A VM incluiu 160 pessoas com EI sem EM, a idade média foi de 68,4±5,4 anos (Tabela 2.1). Critérios para inclusão na SG: EI sem infarto do miocárdio e fibrilação atrial; Subtipos de IA - de acordo com a série diagnóstica de OH.

Entre os examinados estavam 132 mulheres e 148 homens. No grupo principal foram observadas 55 mulheres (45,8%) e 65 homens (54,2%). A idade média dos homens é de 65,3 ± 7,63 anos, das mulheres - 76,3 ± 6,17 anos (Tabela 2.1).

No grupo de comparação e no grupo principal, a idade média de homens e mulheres foi comparável: 68,1 ± 6,19 anos para homens e 69,0 ± 4,33 anos para mulheres (Tabela 2.1).

Tabela 2.1.

Idade média dos pacientes do grupo principal e do grupo de comparação, anos

Grupo	grupo principal	Grupo de comparação	R

	Total	62,6±5,8	68,4±5,4	>0,05
s	Mulhere	61,1±4,1	63,6±3,9	>0,05
	Homens	57,9±4,7	61,2±3,7	>0,05

§ 2.1. Características gerais dos pacientes examinados e etapas do estudo

As observações clínicas foram realizadas na primeira clínica da Academia Médica de Tashkent, no departamento de neurologia intensiva.

Alcançar o objetivo da pesquisa e resolver as tarefas atribuídas para o período 2014–2019. Foram examinados no PCB 280 pacientes (148 homens e 132 mulheres) em período agudo de EI, com idade entre 48-81 anos (64,5±6,2 anos).

Cada paciente recebeu um formulário de registro médico especialmente elaborado com dados do passaporte (nome completo, data de nascimento, sexo e idade em anos) e dados anamnésicos, resultados de estudos instrumentais e clínicos e tempo de permanência no hospital.

O EI foi definido como acidente vascular cerebral, caracterizado pelo aparecimento súbito de sintomas neurológicos focais (distúrbios motores, de fala, sensoriais, de coordenação e outros) e/ou distúrbios cerebrais gerais que persistiram por mais de 24 horas e tinham causas de origem cerebrovascular. É obrigatória a verificação do diagnóstico no período agudo da doença por meio de ressonância magnética do cérebro, em relação aos leitos vasculares individuais.

Determinamos os períodos de IS de acordo com a classificação de EI Gusev e coautores: o período mais agudo ocorre nos primeiros 3–5 dias após o acidente vascular; período agudo - até 21 dias; período de reabilitação precoce (ERP) – até 6 meses; período de reabilitação tardia (PRL) – até 2 anos após o AVC [29; pág. 132-140].

Como em nosso estudo, entre os pacientes estudados, 120 pacientes apresentavam fibrilação atrial/infarto do miocárdio como comorbidade, dividimos todos os pacientes em 2 grupos com base na presença de patologia cardíaca.

Doentes com EI e patologia cardíaca - 120 pessoas (grupo I) - 65 homens e 55 mulheres com idades entre 48 e 77 anos (62,6±5,8 anos).

Doentes com EI sem patologia cardíaca – 160 pessoas (grupo II). Destes, 83 eram homens e 77 mulheres com idade entre 56 e 81 anos (68,4±5,4 anos).

Todos os pacientes receberam tratamento tradicional nos períodos agudo e agudo da EI; pacientes com IM receberam tratamento para IM em paralelo com a terapia tradicional para IS. Os grupos não apresentaram diferenças significativas e foram passíveis de análise estatística posterior (número de pacientes, distribuição por sexo e idade) (Tabela 2.2, Fig. 2.1).

Tabela 2.2

Distribuição dos pacientes em grupos por sexo e idade

Grupos	Grupo I		Grupo II		Total	
Número de pacientes	120 (42,9%)		160 (57,1%)		280 (100%)	
Idade média (M± σ)	62,6± 5,8		68,4±5,4		64,5±6,2	
Gênero	M	F	M	F	M	F
Número de pacientes	65 (54,2%)	55 (45,8%)	83 (51,9%)	77 (48,1%)	148 (52,9%)	132 (47,1%)
Idade média (M± σ)	57,9±4,7	61,1±4,1	61,2±3,7	63,6±3,9	59,6±5,6	62,8±7,1

Os pacientes foram incluídos no estudo se sofressem EI, confirmados por queixas, anamnese, resultados de exames, estudos instrumentais e de ressonância magnética com qualquer mecanismo patogenético e gravidade clínica da doença, no máximo 2 semanas após o período agudo de EI e com consentimento por escrito participar do estudo do próprio paciente ou parente mais próximo.

Foi necessária a ausência de condições que limitassem o uso dos métodos de tratamento utilizados no trabalho e/ou impactassem no estado de déficit neurológico.

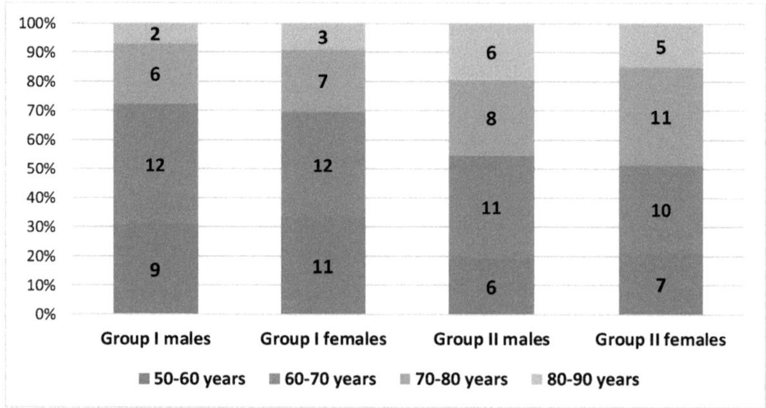

Arroz. 2.1 Distribuição dos pacientes por faixa etária dependendo do sexo

Os pacientes foram excluídos do estudo se fossem detectados: acidente vascular cerebral hemorrágico, doença oncológica, inflamatória ou neurodegenerativa focal do cérebro, descompensação de doenças somáticas: hipóxia, hipotensão, hiperglicemia, infecção. Foram excluídos pacientes com patologias orgânicas do sistema cardiovascular e portadores de marca-passo implantado.

Foram excluídos pacientes que sofriam de alcoolismo, drogas e dependência química.

Os pacientes também foram excluídos do estudo se fosse impossível realizar exames repetidos no prazo prescrito, independentemente do motivo, ou se o paciente recusasse o exame planejado de acordo com o desenho do exame do paciente ou o tratamento proposto.

§ 2.2 Métodos de pesquisa

2.2.1. Exame clínico e neurológico, métodos para objetivar o estado neurológico e neuropsicológico

Todos os pacientes foram submetidos a um exame clínico e neurológico padrão (análise das queixas do paciente, histórico de vida e histórico médico, exame objetivo, incluindo o estudo do estado neurológico), ressonância magnética e TCMS do cérebro, exame ultrassonográfico de artérias extra e intracranianas, ECG , ecocardiografia.

Os subtipos patogenéticos de EI foram determinados de acordo com a classificação do Trial de Organização 10172 em Agudo AVC Tratamento (BRINDE). Excluímos do estudo EI com etiologia não especificada. [53; c, 28-34; 84; pág. 23-31, 42-49].

No período agudo, na admissão e na alta hospitalar, o estado neurológico foi analisado detalhadamente, foram utilizados os escores da escala internacional National Institute of Health Stroke (NIH SS) e da Scandinavian Stroke Scale.

Para objetivar a taxa de recuperação do déficit neurológico, o aumento dos escores da escala NIH SS foi calculado de forma geral para todo o período agudo, e separadamente duas vezes no 7º dia e no 21º dia. A utilização da escala NIHSS permitiu avaliar o estado do paciente, identificar indicações e contraindicações para tratamento trombolítico e prever vida e recuperação .

Para avaliar o estado neurológico nos períodos de reabilitação precoce e tardio, utilizamos a escala de B. Lindmark (pontuação de avaliação de distúrbios do movimento (ativo e passivo) [203; p. 156-161] , tônus muscular, sensibilidade, caminhada, equilíbrio, habilidades sociais) .

de Lindmark inclui 7 subescalas que caracterizam os parâmetros do sistema motor, sensibilidade e coordenação: "subescala A – realização de movimentos ativos no braço e perna, B – realização de movimentos rápidos variáveis, C – mobilidade geral do paciente, D – parâmetros de equilíbrio, E – estado de sensibilidade superficial e profunda, F – força da dor nas articulações e G – mobilidade nas mesmas . Cada parâmetro é avaliado em pontos e possui um máximo diferente para cada parâmetro. A pontuação é máxima para função normal (um sujeito saudável pode pontuar no máximo 446 pontos) e é igual a zero com a maior gravidade dos distúrbios" [203; pág. 156-161].

O grau de diminuição do indicador integral correlaciona-se com a gravidade das consequências funcionais do acidente vascular cerebral [203; pág. 156-161].

Para avaliar o estado neuropsicológico dos pacientes , foram utilizadas as seguintes escalas nos períodos de reabilitação precoce e tardia: Escala de Avaliação Cognitiva de Montreal (MoCA) e Escala Hospitalar de Ansiedade e Depressão (HADS) .

O preenchimento da escala MoCA levou cerca de 10 minutos para cada paciente. A pontuação máxima possível é de 30 pontos; 26 ou mais pontos foram considerados normais [36; pág. 39-42].

O tempo necessário para o paciente preencher de forma independente o formulário da escala HADS após as instruções também foi de cerca de 10 minutos. As escalas HADS para pacientes cognitivamente intactos consistem na subescala "ansiedade" – questões ímpares e na subescala "depressão" – questões pares; questões pares e ímpares foram calculadas separadamente para cada parâmetro da subescala. As perguntas foram feitas aos pacientes separadamente para evitar distorções nos resultados. Eles foram avaliados da seguinte forma: 0-7 pontos "normal" (ausência de sintomas de ansiedade e depressão significativamente expressos), 8-10 pontos " ansiedade/depressão expressa subclinicamente ", 11 pontos e acima "ansiedade/depressão clinicamente expressa". [36; pág. 39-42].

NIH SS foi utilizado para objetivar a taxa de recuperação do déficit neurológico, o aumento de pontos na escala NIH SS foi calculado em geral para todo o período agudo, e separadamente duas vezes no 7º dia e no 21º dia. A utilização da escala NIHSS permitiu avaliar o estado do paciente, identificar indicações e contraindicações para o tratamento trombolítico e prever a vida e a recuperação.

2.2.2. Exame ultrassonográfico de artérias extra e intracranianas

A circulação sanguínea intracraniana foi avaliada estudando o fluxo sanguíneo no CCA e ICA, VA e MCA. A escolha desses vasos foi determinada pelo desejo de estudar o fluxo sanguíneo global do cérebro.

O duplex scan colorido (CDS) das seções extracranianas das artérias braquiocefálicas (BCA) e o duplex scan transcraniano (TCDS) foram realizados em todos os pacientes utilizando scanners de ultrassom SSD-5500 SVQ (Aloka , Japão), Sonoline G-60 (Siemens, Alemanha).) e SSH-140A (Toshiba, Japão) usando sensores convexos, lineares e setoriais com frequência de 2,0-13,0 MHz enquanto estava deitado de costas.

O método CDS foi utilizado para avaliar: a espessura da parede vascular do CCA e VA (nos segmentos V 2), seus diâmetros sistólico e diastólico, bem como as características Doppler do fluxo sanguíneo no BCA nos níveis extra e intracranianos .

Os principais indicadores quantitativos da velocidade do fluxo sanguíneo foram [49; pág. 55-64]: Vs – velocidade máxima do fluxo sanguíneo sistólico; VD – velocidade do fluxo sanguíneo diastólico final; VM – velocidade média do fluxo sanguíneo ao longo do ciclo cardíaco; IR – índice de resistência periférica (índice de Purcelot), é a razão entre a diferença entre as velocidades sistólica e diastólica máxima e a velocidade sistólica máxima, reflete o estado de resistência ao fluxo sanguíneo distal ao local de medição.

$$RI = (Vs - Vd) / Vs$$

DP – índice sístole-diastólico (índice de Stewart), reflete as propriedades elásticas dos vasos sanguíneos e muda com a idade.

$$DP = Vs / Vd$$

PI – índice de pulsação (índice de Gosling), é a razão entre a diferença entre as velocidades sistólica e diastólica máximas e a velocidade média, reflete as propriedades elásticas das artérias e diminui com a idade.

$$PI = (VS - VD) / VM.$$

Durante o TCDS, os parâmetros LS B foram adicionalmente registrados na OA em diferentes profundidades (70, 80 e 90 mm), correspondentes às partes proximal, média e distal da OA, através da "janela" acústica suboccipital [17, 65- 75], bem como nos segmentos P1 e P2 do PCA - por meio de acesso temporal [18, 56-69].

A varredura do VA envolveu o estudo dos segmentos V-1 e V-2 com avaliação da patência e lúmen dos vasos sanguíneos, deformações, indicadores de fluxo Doppler: formato da onda de pulso, distribuição espectral do fluxo, LS B (máximo, médio, mínimo), IR, PI e Vvol . de acordo com o programa de perfil Flow.

de assimetria (Cas) foi calculado a partir do V vol. - média, máximo e mínimo, no aspecto comparativo dos lados:

Cas = Vvol. (vaso com menor valor) /V vol. (vaso contralateral) [49; pág. 55-64].

2004 [65, pp. 28-39] foram tomados como norma para indicadores Doppler.

2.2.3. Imagem de ressonância magnética

A ressonância magnética foi realizada em aparelho Siemens Magnetom Symphony a 1,5 Tesla em projeções axial, sagital e coronal com sequências de pulso T1 e T2, programas FLAIR e DWI.

Foi avaliada a presença de alterações focais, difusas e atróficas no cérebro . A gravidade da leucoaraiose no modo T2 foi avaliada em pontos de acordo com a classificação de S. Liu et al. (1992): 0 pontos – norma; 1 ponto – presença de "calotas" nos cornos dos ventrículos laterais; 2 pontos – presença de linhas finas ao longo dos ventrículos; 3 pontos – presença de "halo" uniforme próximo aos ventrículos; 4 pontos – presença de zonas irregulares de sinal hiperintenso envolvendo as partes profundas da substância branca do cérebro. A área total de leucoaraiose (cm $^{2)}$ foi determinada no modo T2 ao nível dos ventrículos laterais do cérebro.

Os espaços de Virchow-Robin foram definidos como altamente intensos no modo T2 e fracamente intensos nos modos T1 e FLAIR, focos na substância perfurada anterior, mesencéfalo, substância branca dos hemisférios, núcleos subcorticais e cerebelo (6, 65-74).

A avaliação quantitativa dos espaços perivasculares aumentados foi realizada pela escala AMJ MacLullich (2004): 0 pontos – ausência de lesão; 1 ponto – até 10 lesões; 2 pontos – 10-20 lesões; 3 pontos – 21-40 lesões e 4 pontos – mais de 40 lesões [6, 65-74].

O tamanho linear do terceiro ventrículo foi considerado a maior distância entre as superfícies mediais do tálamo (paredes laterais) na projeção axial no modo T2 ao nível da comissura do fórnice [54; pág. 986-989].

convexos do líquido cefalorraquidiano foram medidos na projeção sagital no modo FLAIR ao nível da sutura frontoparietal [54; pág. 986-989].

Os tomogramas foram analisados no formato DICOM 3.0 e na estação gráfica eFilm Workstation 3.4.

2.2.4. Exame ultrassonográfico do coração ou ecocardiografia

Ultrassonografia cardíaca ou ecocardiografia (ECHO CS) foi realizada em pacientes com infarto do miocárdio ou fibrilação atrial. O estudo foi realizado utilizando um sistema de ultrassom em um scanner MyLabço (Esaote , Itália) com sensor multifrequencial 2,5-3,5 MHz. O registro das fases do ciclo cardíaco foi sincronizado com a eletrocardiografia.

Os sinais digitais da imagem dinâmica do coração foram registrados no espectro de taxas de quadros de 50 a 64 por segundo.

O estudo foi realizado em decúbito lateral através do acesso apical e paraesternal.

A partir da posição paraesternal foi determinado: tamanho diastólico final (VDF); tamanho sistólico final (VHS); espessura relativa da parede (ERP); índice miocárdico do ventrículo esquerdo (IMVE); parede posterior do ventrículo esquerdo (PLW); septo interventricular (SIV); e da posição apical foi registrado o seguinte: volume diastólico final (VDF); volume sistólico final (VSF).

O nível da fração de ejeção do VE (FEVE) foi calculado de forma semiautomática pelo método de Simpson modificado.

O índice de volume diastólico final (EDVI) e o índice de volume sistólico final (ESVI) para cada paciente foram calculados pela indexação à ASC.

A ecocardiografia de rastreamento de manchas ultrassonográficas foi realizada usando o software adicional XStrain ™ Esaote .

A análise computacional foi realizada em modo semiautomático e consistiu no processamento de gravações de vídeo digital das contrações cardíacas nas posições estudadas.

Os valores de pico foram determinados em nível segmentar: strain longitudinal e sua taxa (GlobalLongitudinal Strain/ StrainRate - GLS/SR); deformação circular e sua taxa (GlobalCircular Strain/ StrainRate - GCS/SR); deformação radial e velocidade (GlobalCircular Strain/ StrainRate - GCS/SR). GLS e GCS possuem valores negativos, portanto, para efeito de percepção conveniente dos dados, foram levados em consideração os módulos dessas grandezas .

Os dados segmentais resultantes (18 segmentos do VE) foram calculados para obter parâmetros globais para cada tipo de deformação e velocidade.

§2.3. Métodos de processamento e análise estatística

O processamento estatístico dos resultados da pesquisa foi realizado por meio de estatística de variação com o pacote de software Microsoft Escritório Excel -2019 usando funções integradas de estatística paramétrica e não paramétrica com cálculo de média aritmética (M), desvio padrão (ou σ), erro padrão da média (SE ou m) e valores relativos (frequência, %) .

Também foi utilizado o programa Statistica 12.1 . As associações entre dados não paramétricos foram avaliadas por meio do coeficiente de correlação de postos de Spearman (r) e do teste de probabilidade de correlação; para dados paramétricos – pelo critério de Pearson. Uma correlação superior a 0,7 foi considerada forte, de 0,3 a 0,7 - média, inferior a 0,3 - fraca [64; pág.24-27].

A significância estatística foi estudada pelo teste t de Student (t) com probabilidade de erro (p) sob distribuição normal; significância foi considerada estatisticamente significativa quando p<0,05. A significância dos dados não paramétricos foi determinada pelos testes Kruskal-Wallis e Mann-Whitney com nível de significância p<0,05.

Em Estatística 12.1. conduziu análise de variância univariada (ANOVA) e multivariada (MANOVA) com exibição gráfica de fatores não lineares.

A relação entre um desfecho específico e um fator de risco foi avaliada por meio do odds ratio (OR).

A ocorrência do traço e sua relação com a ocorrência teórica e especificada foi avaliada pelo critério binomial com o cálculo dos valores críticos de suas flutuações de acordo com o Serviço Estatal de Estatística da República do Uzbequistão para 2010 [3.].

CAPÍTULO III . RESULTADOS DO ESTUDO CLÍNICO

§3.1. Clínica e curso de acidentes vasculares cerebrais isquêmicos

As CES são caracterizadas por um rápido aumento do défice neurológico, o que as distingue de outros tipos de EI, que são causadas por oclusão de pequenos vasos (acidente vascular cerebral lacunar) ou aterosclerose de grandes artérias (acidente vascular cerebral aterotrombótico), em que há um aumento gradual da déficit neurológico [25]. A CES está mais frequentemente localizada nas artérias distais que irrigam o córtex cerebral, enquanto a oclusão de pequenos vasos afeta as áreas subcorticais do cérebro [26]. Portanto, a CES pode ser diferenciada do acidente vascular cerebral lacunar por sintomas corticais, como afasia ou comprometimento do campo visual [4].

Os principais sinais clínicos são o aparecimento súbito do déficit neurológico mais grave (<5 minutos) no início com sua rápida regressão; alteração do nível de consciência, dor de cabeça, vômito no início; o aparecimento de sintomas neurológicos associados a lesões no território dos ramos posteriores da artéria cerebral média esquerda ou no território da artéria cerebral posterior esquerda; história de embolia sistêmica; presença de sintomas cardíacos [17].

No entanto, os sinais clínicos por si só não podem determinar com precisão o tipo de EI [25]. Portanto, para determinar a causa subjacente do EI, são necessários os resultados de métodos de pesquisa adicionais.

O estudo é baseado em dados de exames de pacientes com EI que foram hospitalizados na Clínica de Neurologia Intensiva da Academia Médica de Tashkent no período 2016–2020.

Durante o período do relatório, incluímos no estudo 280 pacientes (148 (52,9%) homens e 132 (47,1%) mulheres) com sinais de neuroimagem verificados por ressonância magnética de alterações isquêmicas agudas e que não terminaram em óbito no período agudo de EI .

Todos os pacientes com IM foram internados no ambulatório no período mais agudo da doença. Consciência prejudicada de gravidade variável foi observada em 36 pacientes (12,9%). 14 pacientes estavam em estado de coma no momento da admissão, o que representou 5% do total de pacientes. 10 (3,6%) pacientes encontravam-se em estupor, ou seja, na preservação de elementos individuais de consciência e reação à dor intensa e à estimulação sonora.

Havia 12 pacientes (4,34%) com sonolência, que se expressava por letargia, sonolência, desorientação, letargia e indiferença ao meio ambiente.

A cefaleia incomodava 193 pacientes (68,9%), em 58 era difusa, em 84 localizava-se na região fronto -parietal, em 13 na região occipital da cabeça, em 47 era unilateral, em 9 pacientes não era possível para determinar sua localização exata. Na maioria dos casos, a dor de cabeça era intensa, intensa e constante.

Tontura foi observada em 173 pacientes (61,8%), mais frequentemente de natureza não sistêmica, náuseas e vômitos em 71 (25,4%) e 40 (14,30%) pacientes, respectivamente. Muitas vezes, depois que os pacientes vomitaram, a intensidade da dor de cabeça e das náuseas diminuiu. Não foram observadas síndromes convulsivas nos pacientes examinados.

Um exame dos nervos cranianos em 38 pacientes revelou hemianopsia homônima.

A patologia dos nervos oculomotores na forma de paresia do olhar e nistagmo de posicionamento, mais frequentemente ao olhar para o lado, foi observada em 27 pacientes (9,6%). Os reflexos pupilares à luz (diretos e consensuais) estavam enfraquecidos e ausentes em 24 (8,5%), respectivamente.

A dor nos pontos de Vallee foi notada principalmente na lateral da lesão e foi observada em 172 pacientes (61,4%). Sensibilidade superficial prejudicada na face foi observada em 162 pacientes (57,9%).

A paresia central do VII par - na forma de suavidade do sulco nasolabial e impossibilidade de realizar testes de expressão facial inferior - foi observada em quase todos os pacientes, mas em graus variados de gravidade. Paresia central do nervo facial com envolvimento do ramo superior foi observada em 67 pacientes (23,8%).

Dificuldade para engolir e engasgos ao ingerir alimentos líquidos ocorreram em 14 pacientes (5%), enquanto 11 pacientes (3,9%) apresentaram diminuição do reflexo faríngeo.

Fala disártrica foi observada em 22 pacientes (7,9%). A paresia central do par XII foi detectada em 213 pacientes (76,1%), que se expressou no desvio da língua no sentido oposto à lesão, sem fenômeno de atrofia e fibrilação.

Na esfera motora, todos os pacientes apresentaram paresia e paralisia. Em 71 (25,4%) pacientes, a paresia foi acompanhada por aumento precoce do tônus muscular do tipo espástico e em 160 (57%) pacientes, diminuição inicial do tônus muscular.

20 pacientes (7%) apresentaram monoparesia , 76 (27,1%) apresentaram hemiparesia leve, 62 (22,2%) apresentaram hemiparesia moderada e 49 (17,5%) apresentaram hemiparesia profunda. Hemiplegia foi observada em 24 (8,6%) pacientes. Um estudo dos reflexos tendinosos revelou diminuição do lado afetado em 58 pacientes (21%), ausência -7 (2,5%), aumento em 167 (59,6%).

Os reflexos cutâneos estavam reduzidos ou ausentes em quase todos - 231 pacientes. Destes, observou-se diminuição dos reflexos abdominais em 122 (43,7%), ausência deles em -109 (38,9%). Observou-se diminuição do reflexo plantar em 49 (17,5%) pacientes e ausência completa em 40 (14,3) pacientes.

Os reflexos patológicos foram característicos da maioria dos pacientes examinados: destes, o sintoma de Babinski foi observado em 211 (75,4%), o sintoma de Oppenheim em 29 (10,3%) pacientes.

Sintomas de automatismo oral ocorreram em 158 (56,3%) pacientes. Assim, o sintoma de Marinesko-Rodovich ocorreu em 149 (53,4%) pacientes, o reflexo da tromba em 51 (18,3) pacientes.

Clónus dos pés e rótulas foi observado em 11 (3,97%) pacientes.

Em 102 (36,5%) pacientes não foi possível verificar com segurança se havia distúrbios na esfera sensorial devido ao comprometimento da consciência e completa adequação dos pacientes devido à afasia.

Os distúrbios sensoriais nos 129 (46%) pacientes restantes foram caracterizados por condições hemisindrômicas que variam desde hemianestesia profunda de todos os tipos de sensibilidade até distúrbios leves. Assim, foi observada diminuição da sensibilidade superficial em 110 (39,7%) e em 18 (6,43%) pacientes - anestesia de sensibilidade superficial. O comprometimento da sensibilidade profunda na forma de diminuição da sensibilidade tátil, bidimensional-espacial e do senso de localização foi observado em 27 (9,5%) pacientes.

Ao estudar a coordenação dos movimentos, 73 (26,2%) dos pacientes examinados não conseguiram realizar testes de coordenação em membros paralisados por plegia e paresia profunda, 138 (49,2%) pacientes realizaram testes paréticos dedo-nariz e joelho-calcanhar. O teste para adiadococinesia , dismetria e sintoma de impulso reverso foi positivo em 16 (5,6%), 7 (2,4%) e 2 (0,71%) pacientes, respectivamente. Em alguns pacientes, não foi possível realizar o exame da esfera de coordenação devido à presença de distúrbios de consciência de gravidade variável e afasia. O sintoma de Romberg e o distúrbio da marcha em pacientes no período agudo e acidente vascular cerebral isquêmico não puderam ser verificados devido ao repouso absoluto.

Sintomas meníngeos foram observados em 9 (3,17%) pacientes, todos apresentavam rigidez de nuca e 4 (1,43%) apresentavam sinal de Kerning em ambos os lados. Não observamos sintoma de Brudzinski em nenhum paciente.

Dantzig- Kunakov foi observado em 53 (18,93%) pacientes em ambos os lados, em 133 (47,5%) pacientes - apenas no lado da lesão. Hiperalgesia geral foi observada apenas em 4 (1,43%) pacientes.

A disfunção dos órgãos pélvicos foi expressa em dificuldade para urinar, retenção de fezes e foi observada em 104 pacientes com EI, o que representou 37,14% do total dos examinados.

Distúrbios corticais de fala foram observados em 62 (22,2%) pacientes. Destes, 27 (9,64%) apresentam afasia motora. sensorial - em 11 (3,93%), sensório-motor - em 24 (8.578%) pacientes.

Resumindo as principais manifestações neurológicas da EI, concluímos que nos pacientes o quadro clínico de lesão do sistema carotídeo era caracterizado pelo predomínio de sintomas focais: paresia central dos pares de nervos VII e XII , presença de mono-, - hemiparesia ou hemiplegia, aparecimento de reflexos patológicos, reflexos de automatismo oral, combinado com distúrbios sensoriais na forma de monohemianestesia superficial ou total .

Os danos ao hemisfério dominante foram acompanhados por distúrbios afásicos, gnósticos e práxicos . Sintomas cerebrais gerais foram observados em pacientes com acidente vascular cerebral grave: comprometimento da consciência e síndrome do tronco de luxação secundária.

Para objetivar a condição dos pacientes com AVC isquêmico hemisférico, seu estado neurológico foi avaliado por meio de duas escalas complementares - Escandinava e NIHSS (American Stroke Scale).

O escore clínico médio na admissão em pacientes com AVC isquêmico hemisférico foi de 14,5 ± 2,1 na escala NIHSS e 24,1 ± 2,8 na escala escandinava, o que corresponde à gravidade média da doença.

Tabela 5.1.

Avaliação do estado neurológico na dinâmica da doença em pacientes no período agudo de AVC utilizando escalas clínicas para pacientes com AVC isquêmico (n = 280)

	1º dia	3º dia	10º dia
NIHSS , pontos	14,5±2,1	12,9±1,8	9,1±1,6*
Escala escandinava	24,1±2,8	27,5±3,1	34,2±3,2*

Nota: *-significativo em relação aos dados do 1º dia (*-P<0,05)

Em análise de correlação em pacientes internados após 72 horas ou mais da detecção de sintomas de EI no PCB, foi estabelecida relação direta significativa (p<0,05) de força moderada entre o tempo anterior à internação e os escores das escalas NIHSS e Rankin na alta (r= 0,534 e r=0,414 respectivamente).

Um estudo de ressonância magnética foi realizado entre todos os pacientes examinados (280; 100%) para estabelecer a localização e o volume da lesão do IS.

Ao mesmo tempo, em alguns pacientes foi observado envolvimento de duas ou mais estruturas cerebrais supridas pelo PCB (Tabela 5.2).

Tabela 5.2.

Localização do foco isquêmico segundo estudos de ressonância magnética em pacientes com EI

	Todos os	Chão	Subtipo de acidente vascular cerebral

	pacientes (n=126)		Homens (n=60)		Mulheres (n=66)		AT (n=55)		CE (n=39)		AL (n=14)		DH (n=18)	
	Abdômen	%	Abdômen	%	Abdômen	%	Abdômen	%	Abdômen	%	Abdômen	%	Abdômen	%
Lobos occipitais	51	40,5	26	43,3	23	34,8	21	41,8	22	56,4	0	0	4	22.2
Tálamo	22	17,5	7	11.7	17	25,8	6	10.9	9	23.1	8 *	57.1	0	0
Mesencéfalo	7	5.6	4	6.7	2	3,0	2	3.6	6	15.4	0	0	0	0
Ponte	32	25,4	14	23,8	18	27.3	9	16.4	5	12,8	6	42,9	8 **	44,4
Medula	9	7.1	5	8.3	2	3,0	7	12,7	0	0	0	0	2	11.1
Vérmis cerebelar	7	5.6	4	6.7	4	6.1	4	7.3	4	10.3	0	0	2	11.1
Hemisférios cerebelares	37	29,4	23	38,3	10	15.2	19	34,5	7	17,9	0	0	8	44,4
mediobasais dos lobos temporais	7	5.6	8	13.3	5	7.6	2	3.6	11 ***	28.2	0	0	0	0
Partes inferomediais dos lobos parietais	9	7.1	5	8.3	2	3,0	9	16.4	0	0	0	0	0	0

Nota: *em pacientes com o subtipo AL, os infartos talâmicos foram significativamente mais comuns em comparação com pacientes com todos os outros subtipos (p<0,04); **em pacientes com o subtipo HD, os infartos pontinos foram significativamente mais comuns em comparação aos pacientes com os subtipos AT e CE (p<0,022); ***nos pacientes com o subtipo CE, os infartos das partes mediobasais dos lobos temporais foram significativamente mais comuns em comparação aos pacientes com todos os outros subtipos (p<0,029).

Ao interpretar os dados obtidos, constatou-se que 113 pacientes (40,5% de 280 pacientes) apresentaram infartos nos lobos occipitais, em 82 pacientes (29,4%) a lesão estava localizada nos hemisférios cerebelares e em 71 pacientes (25,4%) na região da ponte cerebral e em 49 pacientes (17,5%) no tálamo. Nas seções mediobasais dos lobos temporais do cérebro, foi observada lesão em 29 pacientes (10,3%), nas seções inferomediais dos lobos parietais e no verme cerebelar e medula oblonga, a lesão foi registrada em 20 pacientes (7,1 % cada). No mesencéfalo, foi observada lesão em 2 pessoas, que foi de 0,79%.

Entre os pacientes do sexo masculino, foram registrados focos isquêmicos nos lobos occipitais em 43,3% dos pacientes, nos hemisférios cerebelares em 38,3%, na ponte em 23,3% dos pacientes, no tálamo em 11,7% dos pacientes, nas regiões mediobasais do lobos temporais em 13,3%. A menor porcentagem de lesões foi registrada nas partes inferomediais dos lobos parietais em 8,3%, no vermis cerebelar em 6,7%, na medula oblonga em 8,3% dos casos, no mesencéfalo em 6,7% dos casos.

Entre as mulheres, foram identificados focos isquêmicos nos lobos occipitais em 34,8% das mulheres, nos hemisférios cerebelares - em 15,2%, na ponte - em 27,3%, no tálamo - em 25,8%, nas regiões mediobasais lobos temporais - em 7,6%, no vermis cerebelar - em 6,1%, 3% dos pacientes tiveram infartos nas partes inferomediais dos lobos parietais, na medula oblonga e no mesencéfalo (ver Tabela 5.2).

Sinais de complicações hemorrágicas de acidentes vasculares cerebrais no PCB durante um estudo de ressonância magnética na forma de embebição hemorrágica da zona de infarto ou formação de hematoma intracerebral na área de isquemia foram identificados em 13 pacientes (6 homens e 7 mulheres), que totalizaram para 10,3% dos casos (10% entre todos os homens e 10,6% entre todas as mulheres).

Segundo cálculos utilizando os critérios de Mann-Whitney, não houve diferenças significativas no envolvimento de diversas estruturas cerebrais dependendo do sexo dos pacientes com EI no PCB, com exceção de lesões cerebelares mais frequentes no sexo masculino (p = 0,041), o que também foi confirmado pela análise de variância univariada (p=0,24).

No entanto, descobrimos que, de acordo com uma análise de variância unidimensional (ANOVA), o envolvimento das seguintes estruturas cerebrais no processo patológico: tálamo (p = 0,014), ponte (p = 0,048) e mídia das partes basais dos lobos temporais (p = 0,015) afetam o desenvolvimento dos subtipos de AVC.

Com base nos dados dos testes post hoc, descobrimos que em pacientes com o subtipo LA de IS, os infartos talâmicos foram significativamente mais comuns no PCB em comparação com todos os outros subtipos de AVC (p <0,04). Considerando que focos isquêmicos na área da ponte cerebral foram observados significativamente mais frequentemente em pacientes com HD em comparação com os subtipos AT e CE (p <0,022)

Os focos isquêmicos na área da ponte foram detectados significativamente mais frequentemente no subtipo HD de IS no PCB em relação a AT e CE subtipos (p<0,022). No caso de AVC no PCB, focos isquêmicos na mídia das partes basais dos lobos temporais foram significativamente mais comuns em pacientes com o subtipo CE em comparação com outros subtipos de AVC (p<0,029).

Em 23 pacientes (37,1%) do grupo I foram identificados focos isquêmicos nos lobos occipitais do cérebro, nos hemisférios cerebelares - em 11 pacientes (17,7%), na ponte - em 19 pacientes (30,6%), no tálamo - em 18 pessoas (29%), na mídia das partes basais dos lobos temporais - em 6 pacientes (9,7%), no vermis cerebelar - em 5 pacientes (8,1%), em 2 pacientes cada (3,2%) teve infartos nas partes inferomediais dos lobos parietais, na medula oblonga e no mesencéfalo (Fig. 3.8).

Em 21 pacientes (32,8%) do grupo II, os focos isquêmicos estavam localizados nos lobos occipitais, nos hemisférios cerebelares - em 9 pacientes (14,1%), na ponte - em 17 pacientes (26,6%), no tálamo - em 15 pessoas (23,4%), nas partes mediobasais dos lobos temporais - em 5 pacientes (7,8%), no vermis cerebelar - em 6 pacientes (9,4%), nas partes inferomediais dos lobos parietais - em 4 pacientes (6,3%), na medula oblonga - em 2 pacientes (3,1%) e no mesencéfalo - em 1 paciente (1,6%) (Fig. 3.8).

Ao estabelecer a relação entre as características clínicas e neurológicas do IS no PCB e os resultados dos estudos de ressonância magnética em 280 pacientes ao fazer um diagnóstico clínico preliminar e suas coincidências, descobrimos que em 30,1% dos casos (84 pacientes em 280) clínicos os dados do exame neurológico foram suficientes para o diagnóstico EI no PCB de uma ou outra localização, enquanto em 45,2% dos casos (126 pacientes) os dados foram insuficientes para estabelecer a localização do foco do AVC. Em 24,6% (69/280) foi impossível coletar dados completos do exame clínico neurológico (inconsciência, distúrbios de fala, localização múltipla de lesões, patologia concomitante); nestes casos, apenas o exame de ressonância magnética permitiu diagnosticar esta patologia, a localização e extensão das lesões, bem como o estágio da doença.

A análise de correlação permitiu estabelecer uma relação confiável de força média entre o volume da lesão e a gravidade do IS no PCB no grupo de pacientes com foco isquêmico no tálamo ($r = 0,532$), com infarto cerebelar ($r = 0,614$); não houve correlação dos parâmetros acima no grupo de pacientes com infarto de ponte ($r=0,232$).

Dos 93 pacientes examinados, que totalizaram 33,3%, foram identificadas síndromes clínicas clássicas completas ou parciais, correspondentes à presença de distúrbios circulatórios em determinados vasos do PCB. Ao mesmo tempo, síndrome pontina paramediana ocorreu em 20 casos (21,5%), síndrome pontina ventral - em 18 casos (19,4%), síndrome talâmica lateral (talamogeniculada) - em 18 casos (19,4%), síndrome posterior artéria cerebelar inferior (síndrome medular lateral) - em 11 casos (11,8%), síndrome da artéria cerebelar anterior inferior - em 9 casos (9,7%), síndrome da artéria cerebelar superior - em 9 casos (9,7%), síndrome pontina lateral - em 4 casos (4,3%) e síndrome talâmica anterolateral (tuberotalâmica) – em 4 casos (4,3%).

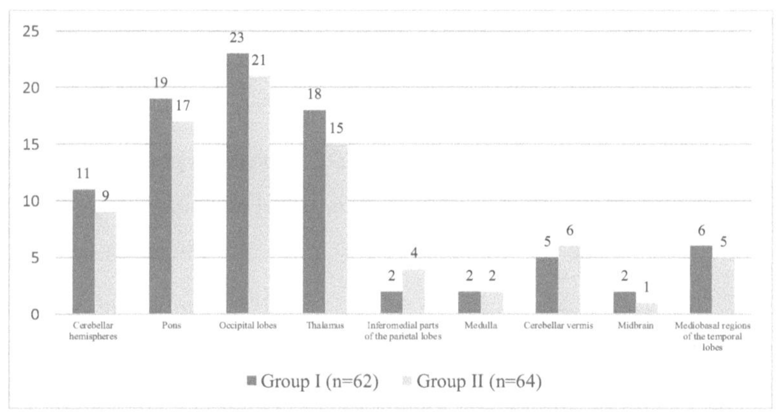

Arroz. 5. 3. Danos às estruturas cerebrais em pacientes com EI em PCB, dependendo de sua distribuição em grupos

Nos pacientes examinados com IS no PCB, o quadro clínico foi caracterizado pela presença de paresia e paralisia dos membros (hemiparesia e hemiplegia, tetraparesia , monoparesia), que em nosso estudo foram observadas em 54% dos pacientes (152 pacientes) , enquanto 46% dos pacientes (128/280) apresentavam disartria. Ao realizar testes de coordenação, foi detectada ataxia em 48,2% dos casos (135 pacientes), incluindo hemiataxia em 21,4% dos casos (60/280).

35,7% dos pacientes (100/280) queixaram-se de sensação subjetiva de instabilidade, instabilidade na posição vertical e desequilíbrio, enquanto 26,1% (73/280) queixaram-se de sensação de tontura rotacional (vertigem). 35,7% dos pacientes (100/280) apresentaram nistagmo, 30,2% dos pacientes (84/280) apresentaram depressão da consciência do estupor ao coma, 24,6% dos pacientes (69/126) apresentaram distúrbios sensoriais (hipoestesia, parestesia, disestesia). Foi encontrada em 20,6% dos casos de hemianopsia e paresia dos músculos extraoculares. 42 pacientes (15,1%) queixaram-se de diplopia, 38 pacientes (13,5%) apresentaram distúrbios autonômicos (náuseas, vômitos, sudorese, palpitações), 31 pacientes (11,1%) queixaram-se de cefaleia. 26 casos (9,5% cada) apresentaram confusão, disfagia e agnosia visual na estrutura, 15 casos (5,6% cada) apresentaram afasia, disfonia e síndrome de negligência (negligência), 8 casos (3,2% cada) – amnésia, problemas respiratórios e episódios de síncope.

Em 1,6% dos pacientes (4/280), foram registradas crises epilépticas, alucinações visuais, deficiência visual binocular inespecífica, fotopsia e sensação de fraqueza geral grave no início da doença. (Fig. 5.3).

No grupo I de pacientes, o IS no PCB manifestou-se clinicamente na forma de ataxia (56,5%; 35/62), incluindo hemiataxia (20 pacientes; 31,3%). 31 pacientes (50%) apresentaram paresia e paralisia de membros. Queixas de sensação subjetiva de instabilidade, instabilidade na posição vertical e desequilíbrio ocorreram em 40,3% dos pacientes (25/62) , bem como presença de disartria. Nistagmo foi detectado em 22 casos (35,5%), tontura rotatória (vertigem) - em 20 casos (32,3%), depressão de consciência - em 21 casos (33,9%). Sintomas como hemianopsia e oftalmoparesia ocorreram cada um em 14 casos (22,6%). Distúrbios sensoriais foram detectados em 12 pacientes (19,4%), distúrbios autonômicos - em 8 pacientes (12,9%), diplopia - em 8 pacientes (12,9%), disfagia - em 7 pacientes (11,3%), afasia e cefaleia - 6 pacientes cada (9,7%), disfonia - 7 pacientes (11,3%), confusão e agnosia visual - 4 pacientes (6,5 cada), insuficiência respiratória - 3 pacientes (4,8%). Houve também 2 casos (3,2%) de amnésia, síndrome de ignorar e sensação de fraqueza generalizada (fig. 3. 9).

O exame oftalmológico revelou em 61,3% dos casos em pacientes do grupo I angiopatia e angiosclerose retiniana - 17 (27,4%), inchaço dos discos ópticos ocorreu em 7 (11,3%) pacientes. Entre os pacientes do grupo II, a paresia e a paralisia dos membros foram significativamente mais comuns, detectadas em 37 pacientes (57,9%). Disartria ocorreu em 30 casos (47%), nistagmo - em 23 casos (35,9%), distúrbios sensoriais - em 19 casos (29,6%). Ataxia foi observada em 26 pacientes (40,6%), incluindo hemiataxia em 7, que foi de 10,9%. Queixas de sensação subjetiva de instabilidade, instabilidade na posição vertical e desequilíbrio ocorreram em 20 pacientes (31,2%). A depressão da consciência foi estabelecida em 17 casos (26,6%). Vertigem rotacional (vertigem) foi detectada em 13 casos (20,3%), diplopia – em 11 pacientes (17,2%). Sintomas como paresia oftálmica e hemianopsia ocorreram em 12 casos (18,7% cada), confusão - em 8 casos (12,4% cada), distúrbios autonômicos - em 9 pacientes (14,1%), agnosia visual e dor de cabeça - em 8 casos (12,5 % cada), síndrome de negligência e disfagia – em 5 pacientes cada (7,8% cada). Um episódio de síncope, bem como de amnésia, ocorreu em 2 pacientes (3,2% cada); crises de epi no início da doença foram observadas em 1 caso (1,6%). Sintomas como disfonia, tontura não rotatória, fenômenos visuais positivos, deficiência visual binocular inespecífica, alucinações visuais e sensação de fraqueza generalizada não foram encontrados neste grupo de pacientes (Fig. 3.9). Os pacientes do grupo II durante o exame neuro-oftalmológico em todos os casos foram caracterizados pela presença de certos distúrbios oftalmológicos na forma de angiopatia - 39 (60,9%), angiosclerose dos vasos da retina foi detectada em 4 (6,3%) pacientes, anisocoria - em 3 (4,7%) %), paresia do olhar – em 2 (3,1%) pacientes.

A análise comparativa pelos critérios de Mann-Whitney não revelou diferenças significativas nas manifestações clínicas do EI no PCB em ambos os grupos (p>0,05). De acordo com a análise de correlação, a idade dos pacientes com EI no PCB não apresenta relação significativa com a frequência de ocorrência das manifestações clínicas (-0,321<r<0,322).

A análise de correlação permitiu identificar correlações significativas, relações fortes e diretas entre o escore inicial do NIHSS e a frequência de ocorrência das seguintes manifestações clínicas: paresia e paralisia de membros (r = 0,614), disartria (r = 0,577), depressão de consciência (r = 0,581), insuficiência respiratória (r=0,682). Ao mesmo tempo, estabeleceu-se uma relação inversa moderadamente forte (p<0,05) entre os indicadores da escala NIHSS inicialmente durante a hospitalização e a frequência de ocorrência de sentimentos de instabilidade, instabilidade na posição vertical, desequilíbrio (r=0,319), vertigem (r=0,414), ataxia (r=0,441) .

§3.2. Estado do nível de concentração de homocisteína em acidentes vasculares cerebrais isquêmicos

Em 43 pacientes (32 homens, 11 mulheres com idade de 56 ± 7,5 anos) com acidente vascular cerebral agudo) do grupo principal e em 20 indivíduos praticamente saudáveis, o nível de concentração de homocisteína foi determinado no período agudo do acidente vascular cerebral isquêmico. A gravidade dos déficits neurológicos foi avaliada pela escala NIHSS (American Institute of Neurological Disorders Stroke Severity Scale).

Mesa. 5.4.

Nível de déficit neurológico (de acordo com NIHSS) em grupos de diferentes subtipos de acidente vascular cerebral isquêmico no contexto de níveis elevados e normais de homocisteína, M±s

Grupo de pessoas examinadas	Pontuação NIHSS Hiper-homocisteinemia	Normal nível	P<0,05
CE	16±1,8	13±5,6	0,051

Entre os pacientes com o subtipo cardioembólico, três apresentavam níveis plasmáticos de homocisteína superiores a 20 µmol /L; em 5 (31,25%) pacientes os níveis de homocisteína variaram entre 10 e 19 µmol /L (média 15,6 µmol /L). Neste grupo também foi encontrada forte correlação positiva entre o nível de homocisteína no sangue e o volume do dano cerebral (r = 0,95; p = 0,05 com volume de 29,7 ± 6,1 cm3). O grupo de AVC de causa rara incluiu dois pacientes com mutações nos genes do metabolismo da homocisteína (MTHFR (A1298C e C677T) e MTP (A2756G)), com níveis de homocisteína >40 µmol /L; em 1 paciente foi registrado um valor de 12,18 µmol/l. Neste grupo de pacientes não foi realizado processamento estatístico devido ao pequeno número de observações.

§ 3.3. Avaliação clínica e prognóstica do conteúdo de alguns parâmetros do status de citocinas no período agudo de acidentes vasculares cerebrais isquêmicos

O problema do significado diagnóstico da avaliação das citocinas está intimamente relacionado ao problema de determinar o seu papel na patogênese das doenças. A inflamação é um processo chave que liga os fatores de risco cardiovasculares aos danos vasculares e neuronais, e a identificação dos mecanismos desta relação é de importância prática.

Para atingir nossos objetivos, estudamos 30 pacientes com acidente vascular cerebral isquêmico de localização hemisférica, dos quais 12 foram diagnosticados com acidente vascular cerebral isquêmico no território da artéria cerebral média direita, em 18 – no território da artéria cerebral média esquerda. Entre os pacientes com AVC isquêmico havia 17 homens e 13 mulheres, a idade média era de 60 anos (NIHSS) 2,1 anos.

A gravidade desses pacientes foi avaliada por meio de duas escalas clínicas complementares, a NIHSS, a American Institute of Neurological Disorders and Stroke, e a Scandinavian Stroke Severity Scale.

Determinação quantitativa da produção espontânea de pró-inflamatórios (TNF - α) e anti-inflamatórios (IL-10) as citocinas no líquido cefalorraquidiano de pacientes com AVC agudo foram determinadas usando anticorpos monoclonais pelo método de imunoensaio enzimático. Para controle, foram utilizadas amostras de líquido cefalorraquidiano de 14 voluntários praticamente saudáveis. O estudo foi realizado em 1 (todos os 30 pacientes), 3 e 10 dias de doença (em 15 pacientes).

A pontuação clínica média na admissão desses pacientes com AVC isquêmico foi de 14,3 ± 1,5 na escala NIHSS e 26,0 ± 2,2 na escala escandinava.

Os níveis de TNF α no grupo controle mostraram que o nível médio foi de 9,5±2,2 pg /l. O nível médio de IL-10 nesses mesmos indivíduos foi de 25,7 ± 2,5 pg /L.

Em pacientes com AVC isquêmico, logo no primeiro dia da doença (7-20 horas após os primeiros sinais da doença), há um aumento significativo no conteúdo do fator de necrose tumoral (TNF α) para 32,8 ± 5,2 pg / l, que é 36,5% do benchmark.

IL -10 durante o mesmo período de doença alterou-se ligeiramente e os dados obtidos foram de 27,1±4,2 pg /l.

Mesa. 5.4.

Níveis de citocinas pró-inflamatórias (TNF α) anti-inflamatórias (IL-10) no líquido cefalorraquidiano de pacientes com acidente vascular cerebral isquêmico hemisférico

	Controle (n=14)	Pacientes com isquemia AVC		
		1º dia (n=30)	3º dia (n=15)	10º dia (n=15)
TNFα, pg /ml	9,5 ±2,2	32,8±5,2***	25,5±3,7***	17,9±2,5*
IL-10, pg /l	25,7±2,5	27,1±3,2	42,8±5,1**	30,5 ±4,8

Nota: *-significativo comparado aos dados do grupo controle (*-P<0,05; **-P<0,01; *** - P < 0,001)

No terceiro dia de doença, o teor de TNF α diminuiu ligeiramente, chegando a 25,5±3,7 pg /l (28,7% menos que no primeiro dia), e o nível de IL-10 começou a aumentar, atingindo 42,8±5,1 pg /l. 1 (excede o primeiro dia em 57,9%). No 10º dia de doença, o conteúdo de TNF α diminuiu ligeiramente, mas ainda não atingiu o nível do grupo controle - 17,9 ± 2,5 pg /l. O conteúdo do antiinflamatório IL-10 também se mostrou inferior ao indicador de 3 dias, aproximando-se dos indicadores do grupo controle -30,5±4,8 pg /l (p>0,05). Em 5 pacientes com AVC isquêmico, no terceiro dia de doença o nível de TNF α permaneceu no mesmo nível e no décimo dia de doença diminuiu ligeiramente. A avaliação clínica do estado destes pacientes segundo escalas clínicas no 10º dia de doença revelou um aumento negativo na pontuação clínica total na escala escandinava (-9,4±3,8) e um aumento positivo na escala NIHSS (+15,2±4,5), indicando um aumento no déficit neurológico, enquanto no grupo principal de pacientes foram observadas dinâmicas positivas (Tabela 5.5).

Tabela 5.5.

Avaliação do estado neurológico na dinâmica da doença em pacientes com acidente vascular cerebral isquêmico hemisférico agudo por meio de escalas clínicas

Indicadores	Pacientes com e isquêmicos golpes		
	1º dia(n=30)	3º dia(n=15)	10º dia (n=15)
NIHSS, pontos	17,3±1,4	14,5±1,6	13,4±1,5

		P1>0,05	P1>0,05 P2>0,05
Escala escandinava, pontos	26,0±2,2	27,6±2,4 P1>0,05	32,8±2,4 P<0,05 P<0,05

Observação: p1-confiabilidade em relação ao 1º dia de doença; p2-confiabilidade em relação ao 3º dia de doença.

Assim, um estudo do nível de citocinas em acidentes vasculares cerebrais isquêmicos mostrou predomínio no primeiro dia de doença da citocina inflamatória TNF α com nível normal descompensado de antiinflamatório IL-10, o que indica a presença de uma resposta inflamatória de o cérebro a danos isquêmicos. Uma diminuição dinâmica do TNF α indica uma limitação e redução na extensão dos danos ao tecido cerebral, o que também é confirmado pelos estudos de Marino MW em.

A atividade antiinflamatória é um pouco retardada e aumenta gradualmente até o terceiro dia de doença, e quanto mais, maior será a atividade das citocinas pró-inflamatórias. Aumento dinâmico do déficit neurológico e piora do prognóstico da doença.

CAPÍTULO IV. ALGUMAS ABORDAGENS TERAPÊUTICAS PARA O TRATAMENTO DO PERÍODO AGUDO DO AVC ISQUÊMICO HEMISFÉRICO

§4.1. A influência dos antiinflamatórios não esteroidais e da levocarnitina nos parâmetros da função endotelial e nas reações inflamatórias locais

Na última década, tornou-se evidente que o processo inflamatório, caracterizado pela ativação e proliferação de células endoteliais e musculares lisas com formação de um grande número de mediadores pró-inflamatórios, desempenha um papel importante no desenvolvimento da aterosclerose. A resposta inflamatória sistêmica, ou resposta de fase aguda, é atualmente considerada um dos mecanismos mais significativos na patogênese dos acidentes cerebrovasculares agudos.

Entre a ampla gama de marcadores biológicos e imunológicos utilizados na prática clínica para avaliar a atividade da inflamação, a PCR, as interleucinas e os fatores de necrose tumoral são de particular importância.

Nesse sentido, em nosso estudo estudamos o efeito da L-carnitina nos níveis de PCR, como marcador informativo de inflamação. Como pode ser observado pelos resultados obtidos, em pacientes com EI, o nível de proteína C reativa chega a 32,3 mg/l, o que indica a presença de inflamação sistêmica aguda. Sabe-se que uma resposta inflamatória aguda agrava o curso do acidente vascular cerebral isquêmico e piora o prognóstico da doença.

Com o tempo, os níveis de PCR tenderam a diminuir durante o tratamento em ambos os grupos. Vale ressaltar que no grupo com inclusão de L-carnitina, a taxa e o grau de redução foram mais pronunciados em relação ao grupo 2. Assim, no grupo L-carnitina, o nível de PCR diminuiu

66,5%, no grupo 2 - 55,7%. A diferença nos indicadores resultantes entre os grupos em termos de teor de proteína PCR foi de 10,8% no grupo com L-carnitina (ver Fig. 6.1).

Tabela 7.1

Dinâmica dos valores da proteína C reativa em pacientes com acidente vascular cerebral isquêmico

Indicadores	Grupo I		Grupo II	
	1º dia de internação	10º dia de internação	1º dia de internação	10º dia de internação
SRB	32,3	6.8	31,8	9.6

Nota *- significância p<0,05 em relação aos níveis de proteína C reativa antes do tratamento; **- significância p<0,05 em relação aos indicadores de proteína C reativa do grupo controle de indivíduos praticamente saudáveis.

O fato de que, ao tomar L-carnitina em combinação com a terapia básica padrão, há tendência à diminuição da PCR, pode servir como um elo benéfico, além de afetar os mecanismos patogenéticos do desenvolvimento do acidente vascular cerebral isquêmico. O efeito positivo da L-carnitina em combinação com a terapia básica padrão pode ser explicado pelas pronunciadas propriedades antioxidantes da droga e sua capacidade de reduzir a atividade de fatores pró-inflamatórios. Este efeito farmacodinâmico da L-carnitina é realizado tanto pelo seu pronunciado efeito antioxidante quanto pelo aumento da atividade das enzimas do sistema antioxidante.

Atualmente, a possibilidade de inclusão de antiinflamatórios não esteróides na terapia básica para regular o processo de neuroinflamação continua sendo objeto de acalorado debate (FS Saidvaliev , 2007), que tem seus defensores (FI Saidvaliev , 2007), e oponentes da terapia, levando em consideração a presença de possíveis complicações.

Avaliamos a eficácia da introdução de diclofenaco sódico na terapia básica do acidente vascular cerebral isquêmico na dose de 3 ml i /m diariamente durante 6 dias. Uma análise dos indicadores de citocinas pró-inflamatórias e antiinflamatórias antes e após o tratamento com medicamento não esteroidal foi realizada em 30 pacientes com acidente vascular cerebral hemisférico . Para objetivação, o estudo incluiu pacientes com aproximadamente a mesma gravidade da doença.

A comparação dos resultados mostrou que em pacientes em tratamento tradicional sem inclusão de antiinflamatórios não esteroidais, houve diminuição dinâmica do nível da citocina pró-inflamatória TNF-α no terceiro e décimo dias de doença (respectivamente em 22,25% e 45,42% do nível do primeiro dia − 32,8±5,2 pg /ml). Os valores médios de TNF-α nos pacientes deste grupo permanecem significativamente mais elevados do que os do grupo controle (Tabela 7.2).

Tabela 7.2

Níveis de citocinas pró-inflamatórias (TNF-α) e antiinflamatórias (IL-10) no líquido cefalorraquidiano

índice	Controle (n=30)	Pacientes recebendo terapia básica	Com isquêmico e consultas		(n30)
			AINEs (n=30)	Tratado com diclofenaco	
		3° dia (n=15)	10° dia (n=15)	3° dia (n=15)	10° dia (n=15)
TNF- α	7,5 ±2,2 Pg/ml	25,5±3,7 P<0,001	17,9±2,5 P<0,05	16,1±2,1 P1<0,05 P2<0,05	10,8±2,4 P1>0,05 P2<0,05
IL-10	25,7±2,5 Pg/ml	42,8±5,1 P1<0,01	28,5 ±4,8 P1>0,05	34,5±3,6 P1<0,05 P2>0,05	28,7±4,5 P1>0,05 P2>0,05

Nota: *P1 − confiabilidade em relação ao grupo controle (p<0,05); **P2 − confiabilidade em relação ao grupo não tratado com AINEs (p<0,05)

Em pacientes tratados com diclofenaco sódico, foi revelada diminuição significativa do nível de TNF-α na dinâmica da doença. Então, no terceiro dia de doença, seu conteúdo era 36,86% inferior ao dos pacientes não tratados com AINEs (p<0,05), embora ainda fosse significativamente superior ao valor controle.

No décimo dia de doença, o nível de TNF-α continuou a diminuir e aproximou-se do nível do grupo controle, e a diferença nos indicadores tornou-se pouco confiável. Nesta fase da doença, o valor médio de TNF-α diminuiu para 10,8 ± 2,4, o que é 39,66% inferior ao de pessoas não tratadas com medicamentos não esteróides.

Um estudo dinâmico do conteúdo do antiinflamatório IL-10 mostrou que no 3º dia do início da doença houve uma ligeira diminuição em relação ao grupo de pessoas que não receberam AINEs, embora seu conteúdo seja significativamente superior ao indicador de controle (P<0,05). No décimo dia de doença, ao usar Diclofenaco sódico 3 ml i /m diariamente, o conteúdo de IL-10 praticamente não difere daquele de indivíduos controle e de indivíduos não tratados com drogas não esteróides.

A avaliação da gravidade e do grau do déficit neurológico nos pacientes examinados por meio de escalas clínicas mostrou que já no terceiro dia de doença houve uma melhora significativa no estado dos pacientes (houve uma mudança positiva na escala NIHSS em 30,8%, e na escala escandinava em 22,4%). Em pacientes que não tomam AINEs, No terceiro dia de doença, a dinâmica positiva não é confiável. (ver tabela 7.3).

Tabela 7.3.

Avaliação do estado neurológico na dinâmica da doença em pacientes com acidente vascular cerebral isquêmico hemisférico agudo por meio de escalas clínicas

Escalas de classificação	Pacientes com acidente vascular cerebral isquêmico		
	Antes do tratamento (n=60)	Terapia básica sem inclusão de AINEs (n=30)	Tratado com dikloberl retard (n=30)
		10 dias (n=30)	10 dias (n=30)
NIHSS, pontos	16,3 ±1,4	14,7 ±1,5p<0,05	10,5±1,3 P<0,01

			P2<0,05
Escala escandinava, pontos	26,0 ±2,2	32,8±2,4 P<0,05	41,8±3,1 P1<0,001 P2<0,05

Nota:* P1 - confiabilidade em relação aos pacientes antes do tratamento (p<0,05) **P2 - confiabilidade em relação aos pacientes sem tratamento com AINE (p<0,05) .

A análise comparativa mostrou que mesmo no décimo dia de doença houve tendência ao desvio positivo, significativamente mais pronunciado nos pacientes tratados com diclofenaco sódico. Assim, nesta fase da doença, a pontuação clínica na escala NIHSS superou a dos pacientes em terapia básica em 29,51%, e na escala escandinava - em 24% (p <0,05%). (tabela 7.3)

Assim, o estudo mostrou que o uso do antiinflamatório não esteroidal Diclofenaco sódico reduz as reações inflamatórias locais no cérebro. Isto é confirmado por uma diminuição significativa no nível da citocina pró-inflamatória TNF-α em comparação com pacientes que recebem terapia básica com diclofenaco de sódio 3 ml i /m diariamente durante 10 dias.

O uso do Diclofenaco sódico contribui não apenas para alterações imunoquímicas positivas, mas também melhora efetivamente o curso clínico da doença, o que é confirmado por mudanças positivas no sentido de reduzir os déficits neurológicos de acordo com as escalas clínicas.

§4.2. Características da terapia anticoagulante em pacientes com acidente vascular cerebral isquêmico no contexto de patologia cardíaca

Algoritmo para tomada de decisão sobre início ou retomada da terapia anticoagulante em pacientes com acidente vascular cerebral isquêmico.

Deve-se notar que em pacientes com acidente vascular cerebral isquêmico que se desenvolveu no contexto de patologia cardíaca e em uso de anticoagulantes orais, os comprimidos são descontinuados no primeiro dia do acidente vascular cerebral.

Em vez de ACO, deve-se utilizar temporariamente ácido acetilsalicílico em doses padrão. Na determinação do momento de prescrição de ACO, devem ser utilizadas as seguintes regras. Atualmente, de acordo com a literatura, recomenda-se

Após o AIT, os ACOs são prescritos dentro de 24 horas.

Pontuação NIHSS <8), o ACO é prescrito após três dias. Após EI de gravidade moderada (pontuação NIHSS 8-15), os ACO são prescritos após 6 dias e, após isso, assim que for obtida evidência de ausência de transformação hemorrágica (TC ou RM).

De acordo com as diretrizes europeias para o tratamento do AVC [87; pág. 36-43, 114; pág. 420-433] o ácido acetisalicílico deve ser descontinuado após a prescrição de ACO (exceto em determinados períodos de tempo após intervenções vasculares). Se o paciente apresentar paresia e paralisia de membros (força <3 pontos no braço e <4 pontos na perna), recomenda-se prescrever apixabana em paralelo com ácido acetilsalicílico em no máximo 2 dias.

A apixabana, em comparação com a aspirina, tendeu a reduzir o risco de acidente vascular cerebral isquêmico e implicou acidente vascular cerebral embólico, com uma redução estatisticamente significativa no tamanho do infarto cerebral na ressonância magnética.

- Pacientes com FA não são recomendados a administrar heparina e seus derivados imediatamente após acidente vascular cerebral isquêmico. Em pacientes com FA que sofreram acidente vascular cerebral isquêmico ou ataque isquêmico transitório durante a terapia anticoagulante, recomenda-se avaliar e otimizar a adesão ao tratamento.

Para pacientes que recebem anticoagulantes orais, recomenda-se tomografia computadorizada ou ressonância magnética para sintomas de acidente vascular cerebral agudo.

O manejo de pacientes com acidente vascular cerebral isquêmico no contexto de fibrilação atrial deve estar atento à possibilidade de desenvolvimento de transformação hemorrágica.

Pacientes com acidente vascular cerebral com baixo risco de transformação hemorrágica por fibrilação atrial. É aconselhável prescrever terapia anticoagulante após 2 a 14 dias para reduzir o risco de AVC recorrente.

Em pacientes com acidente vascular cerebral e alto risco de transformação hemorrágica devido à fibrilação atrial, é aconselhável atrasar o início da terapia anticoagulante oral por mais de 14 dias para reduzir o risco de hemorragia intracraniana.

Tendo em conta os dados das recomendações europeias, avaliamos a eficácia da inclusão do medicamento apixabano na terapia básica do acidente vascular cerebral, ocorrido no contexto de patologia cardíaca, na dose de 2,5 mg 2 vezes ao dia, a longo prazo, a partir do 3º dia do AVC, em comparação com pacientes que recebem terapia básica ou medicamentos de baixo peso molecular heparinas (0,4-0,6 por via subcutânea diariamente, uma vez ao dia).

A eficácia foi avaliada por indicadores de coagulograma , BCT e desenvolvimento de transformação hemorrágica de acidente vascular cerebral.

A apixabana não tem efeito direto imediato na agregação plaquetária.

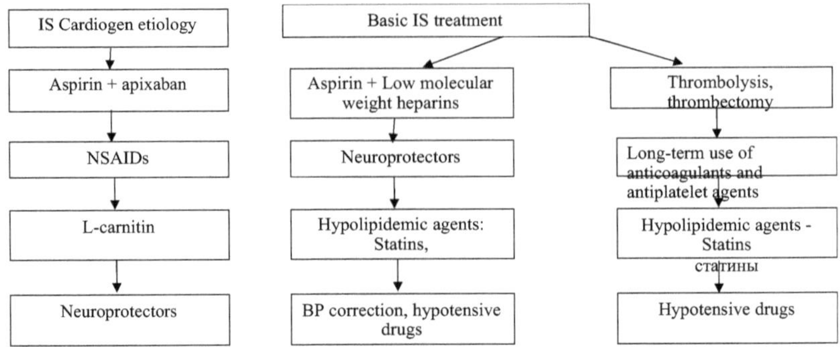

Arroz. 7.1. Algoritmo. Abordagem diferenciada para o manejo e tratamento de pacientes com EI que se desenvolveu no contexto da patologia cardiogênica

Após administração oral, a apixabana é rapidamente absorvida pelo trato gastrointestinal.

Comer não afeta a depuração da apixabana. Durante a terapêutica com apixabano, não é necessária monitorização de rotina das suas concentrações plasmáticas.

Com base em nossa pesquisa, propusemos o seguinte algoritmo de tratamento para pacientes com acidente vascular cerebral isquêmico agudo que se desenvolveu no contexto de patologia cardíaca.

Um algoritmo para uma abordagem diferenciada no manejo e tratamento de pacientes com acidente vascular cerebral isquêmico causado por patologia cardíaca.

Conclusões sobre o capítulo.

1. O tratamento conservador do subtipo cardioembólico do AVC isquêmico é complexo, incluindo medicamentos direcionados a várias partes da cascata patogenética do AVC isquêmico.

2. A inclusão do medicamento antioxidante levocarnitina na terapia básica da EI na dosagem de 5 ml por via intravenosa todos os dias durante 10 dias contribuiu para diminuição estatisticamente significativa da atividade da proteína C reativa ($p<0,05$), diminuição do nível da citocina

pró-inflamatória TNF-α (p<0,05) com níveis inalterados de interleucina 10 antiinflamatória.

3. A inclusão dos antiinflamatórios não esteroides diclofenaco sódico na terapia básica na dosagem de 3 ml por via intramuscular por 6 dias contribuiu para uma restauração mais eficaz do déficit neurológico orgânico de acordo com as escalas de classificação do NIHSS até 10,5 ± 1,3 (p<0,05) e estatisticamente significativo (p<0,01) – aumento nos escores da escala escandinava.

4. A terapia anticoagulante para acidente vascular cerebral isquêmico agudo de origem cardiogênica tem características próprias. Tradicionalmente recomendado para acidente vascular cerebral isquêmico e desfecho fatal, conforme comprovado por nossos estudos patomorfológicos (% de mortes associadas à transformação hemorrágica).

5. Ligando no terceiro dia do AVC, em pacientes com EI com histórico de patologia cardíaca que tomam aspirina há muito tempo, o medicamento apixabana 2,5 g - 2 vezes ao dia de manhã e à noite contribuiu para uma melhora significativa nas propriedades reológicas do sangue com diminuição no nível de PTI até o 10º dia de tratamento, em % de pacientes (p<0,05), os indicadores de tromboteste diminuíram do estágio V para IV, em % de pacientes o indicador de fibrinogênio de 530 para 420.

6. A terapia complexa de pacientes com acidente vascular cerebral isquêmico agudo que se desenvolveu no contexto de patologia cardíaca, além da terapia básica tradicional, deve incluir a administração de levocarnitina como proteção antioxidante, diclofenaco sódico tanto para suprimir os processos de neuroinflamação inespecífica quanto anticoagulante na patologia cardíaca , bem como apixabana como anticoagulante. dosagem 2,5 mg – 2 vezes ao dia durante 3 meses.

CONCLUSÃO

O acidente vascular cerebral (AVC) é uma síndrome clínica que é um distúrbio agudo da circulação cerebral, caracterizado pelo aparecimento súbito (em minutos, horas) de sintomas neurológicos focais e/ou cerebrais, que persistem por mais de 24 horas ou levam à morte do paciente em um período de tempo mais curto devido à patologia cerebrovascular.

Prognóstico para acidente vascular cerebral cardioembólico.

Determinado por dois fatores a gravidade da própria lesão cerebral e a gravidade da doença subjacente subjacente ao acidente vascular cerebral agudo. Grandes infartos cerebrais representam uma ameaça à vida do paciente e, em caso de recuperação, apresentam prognóstico geralmente insatisfatório. Um ataque cardíaco de origem embólica associado a danos na artéria principal leva à morte. No período inicial de um acidente vascular cerebral, desenvolve-se edema cerebral, atingindo seu máximo em 24-96 horas. Clinicamente, manifesta-se como sonolência, midríase unilateral e distúrbios respiratórios periódicos. Com evolução desfavorável, os sintomas se desenvolvem devido à hérnia e luxação do tronco, o que requer terapia antiedemaciada adequada.

O diagnóstico de acidente vascular cerebral cardioembólico é feito de acordo com dois critérios: sinais de fibrilação atrial, diagnosticados no Holter e no ECG, trombo no átrio esquerdo no ECOEG, aneurisma ventricular, discinesia ou cardiomiopatia.

Importância da terapia anticoagulante no acidente vascular cerebral cardioembólico. Dado o risco de acidente vascular cerebral cardioembólico, é importante lembrar que os agentes antiplaquetários e os anticoagulantes atuam em diferentes fatores na formação de trombos. Os medicamentos antiplaquetários previnem a formação de coágulos sanguíneos brancos.

Os coágulos sanguíneos brancos são agentes antiplaquetários que se formam no fluxo turbulento, nas artérias e no aparelho valvular do coração. Um trombo que se forma no apêndice atrial esquerdo e nas veias profundas das extremidades inferiores é chamado de trombo vermelho.

Os anticoagulantes são usados para prevenir a formação de coágulos sanguíneos vermelhos. É por isso que os medicamentos antiplaquetários não são eficazes na prevenção do acidente vascular cerebral em pacientes com ataque isquêmico transitório.

As recomendações para o tratamento de taquiarritmias atriais, como a fibrilação atrial, o papel de outras alterações na estrutura e função do átrio esquerdo não são claras. A compreensão desta relação informará melhor a prevenção secundária do AVC.

Atrial Supõe-se que a taquiarritmia seja um sintoma de uma doença subjacente do substrato atrial e este conceito tem ganhado grande aceitação. A causa desta patologia do acidente vascular cerebral cardioembólico é um aumento na homocisteína sérica. Algoritmo para tomada de decisão sobre início ou retomada da terapia anticoagulante em pacientes com acidente vascular cerebral isquêmico.

Pacientes com FA não são recomendados a administrar heparina e seus derivados imediatamente após acidente vascular cerebral isquêmico. Em pacientes com FA que sofreram acidente vascular cerebral isquêmico ou ataque isquêmico transitório durante a terapia anticoagulante, recomenda-se avaliar e otimizar a adesão ao tratamento. Para pacientes que recebem anticoagulantes orais, recomenda-se tomografia computadorizada ou ressonância magnética para sintomas de acidente vascular cerebral agudo.

O manejo de pacientes com acidente vascular cerebral isquêmico no contexto de fibrilação atrial exige atenção à importância do desenvolvimento da transformação hemorrágica.

Para pacientes com acidente vascular cerebral com baixo risco de transformação hemorrágica devido à fibrilação atrial, a terapia anticoagulante é prescrita após 2 a 14 dias para reduzir o risco de acidente vascular cerebral recorrente.

Em pacientes com acidente vascular cerebral e alto risco de transformação hemorrágica devido à fibrilação atrial, é aconselhável atrasar o início da terapia anticoagulante oral por mais de 14 dias para reduzir o risco de hemorragia intracraniana.

Pacientes com FA não são recomendados a administrar heparina e seus derivados imediatamente após acidente vascular cerebral isquêmico. Em pacientes com FA que sofreram acidente vascular cerebral isquêmico ou ataque isquêmico transitório durante a terapia anticoagulante, recomenda-se avaliar e otimizar a adesão ao tratamento.

Tendo em conta os dados das recomendações europeias, avaliamos a eficácia da inclusão do medicamento apixabano na terapia básica do acidente vascular cerebral, ocorrido no contexto de patologia cardíaca, na dose de 2,5 mg 2 vezes ao dia, a longo prazo, a partir do 3º dia do AVC, em comparação com pacientes que recebem terapia básica ou medicamentos de baixo peso molecular. heparinas (0,4-0,6 por via subcutânea diariamente, uma vez ao dia). Os anticoagulantes são a base da terapia preventiva da CES. Em 8 estudos envolvendo aproximadamente 10.000 pacientes com FA crônica não valvular e sem acidente vascular cerebral prévio que foram tratados com varfarina com dose ajustada, foi observada uma redução significativa no risco de EI em comparação com o grupo de pacientes que receberam terapia com aspirina [41]. Um grande número de ensaios clínicos randomizados realizados há várias décadas determinou que a terapia anticoagulante, em comparação com a terapia antiplaquetária, é mais eficaz na redução do risco de EI em pacientes que sofreram um infarto agudo do miocárdio [42]. Esses estudos foram realizados antes do uso generalizado de stents coronários e terapia antiplaquetária dupla. Apesar disso, está se tornando cada vez mais claro que a terapia antiplaquetária tripla com 1 anticoagulante e 2 agentes antiplaquetários produz taxas extremamente altas de sangramento. As diretrizes clínicas atuais recomendam claramente a anticoagulação em pacientes com infarto do miocárdio com elevação do segmento ST que apresentam evidência de trombo ventricular esquerdo, mas são ambíguas quanto à anticoagulação em pacientes com acinesia apical anterior ou discinese e sem evidência de trombo [43]. Apesar disso, a ecocardiografia padrão não visualiza a maioria dos casos de trombo mural ventricular esquerdo observados na ressonância magnética cardíaca [44]. Além da terapia tripla com varfarina, aspirina e clopidogrel, também tem sido utilizada terapia combinada de NOAC em baixas doses e 1 agente antiplaquetário, que não foi completamente avaliada em pacientes com infarto do miocárdio com elevação do segmento ST e trombo mural. Ainda não está claro se novas estratégias terapêuticas podem reduzir significativamente o risco de acidente vascular cerebral após infarto agudo do miocárdio [45].

-se o início precoce (no máximo 48 horas) da prevenção secundária de AIT e EI [4, 22, 38, 39, 46, 47]. Pacientes submetidos à CES necessitam de anticoagulantes para prevenir embolias recorrentes [4, 22, 38, 39, 46, 48-50]. Com FA ou infarto do miocárdio, embolias repetidas ocorrem em 5-10% dos casos nas primeiras 2 semanas após o início do acidente vascular cerebral. As embolias repetidas também podem ser prevenidas cirurgicamente (cirurgia no aparelho valvular cardíaco, remoção de um coágulo sanguíneo da cavidade cardíaca), no entanto, a gravidade do estado geral do paciente muitas vezes torna a cirurgia impossível. Portanto, nas atividades práticas com CES, dá-se grande importância ao uso de anticoagulantes, que devem ser prescritos imediatamente, desde que não haja sinais de hemorragia na tomografia computadorizada de cérebro. Nestes casos, o risco de êmbolos recorrentes muitas vezes supera o risco de acidente vascular cerebral hemorrágico [27].

Para CES, recomenda-se o uso de varfarina na dose de 2,5-10 mg/dia com manutenção constante e controle do INR de 2,0 a 3,0. Embora a administração de varfarina leve a uma redução significativa no risco de AVC recorrente, esta terapia está associada à possibilidade de hemorragia e requer monitorização laboratorial constante [27]. Recomenda-se a prevenção do acidente vascular cerebral na FA não valvar com o uso de NOACs, que não são menos eficazes que a varfarina, mas apresentam menor incidência de sangramento intracraniano. Desde 2008, estão disponíveis NOACs que atuam como inibidores diretos da trombina (dabigatrana) ou inibidores do fator Xa (rivaroxabana, apixabana e edoxabana). Em ensaios clínicos randomizados em pacientes com FA, esses medicamentos agiram de forma semelhante à varfarina em termos de risco de EI, ao mesmo tempo em que reduziram significativamente o risco de acidente vascular cerebral hemorrágico, o que levou a uma redução geral no risco de acidente vascular cerebral e mortalidade [51]. Em pacientes com FA que não podem receber varfarina, a apixabana reduziu significativamente o risco de EI sem um aumento significativo no risco de acidente vascular cerebral hemorrágico em comparação com a aspirina [52]. Ao contrário da varfarina, os NOACs apresentam as vantagens de uma dose fixa, bem como a ausência da necessidade de monitorização laboratorial frequente do efeito terapêutico [53].

Um ensaio clínico randomizado e aberto (RE-LY) comparou a terapia anticoagulante em pacientes com FA com varfarina e dabigatrana. A dabigatrana na dose de 150 mg 2 vezes ao dia reduziu o risco de acidente vascular cerebral e tromboembolismo sistêmico em 35% com o mesmo risco de sangramento, e na dose de 110 mg 2 vezes ao dia foi comparável à varfarina em eficácia com menos sangramento . Comparado com a varfarina, o dabigatrano em ambas as doses reduziu o risco de hemorragia intracraniana em todos os subgrupos de pacientes [54, 55].

Atualmente, o inibidor da trombina dabigatrana e os inibidores do fator Xa rivaroxabana e apixabana estão aprovados para a prevenção de complicações tromboembólicas em pacientes com FA sem patologia valvar [56, 57]. O etexilato de dabigatrana é prescrito em 150 ou 110 mg (com depuração de creatinina de 30-50 ml/min) 2 vezes ao dia. O etexilato de dabigatrana também é recomendado para a prevenção de trombose venosa profunda e embolia pulmonar na dose de 150 mg 2 vezes ao dia. Recomenda-se que a rivaroxabana seja usada na dose de 20 ou 15 mg (com depuração de creatinina de 30-50 ml/min) uma vez ao dia. Apixabana deve ser usada 5 ou 2,5 mg duas vezes ao dia se 2 ou mais dos seguintes critérios forem atendidos: idade igual ou superior a 80 anos, peso 60 kg ou menos, nível de creatinina 133 mmol/L ou mais [47].

Uma questão fundamentalmente importante continua a ser o momento de início da terapia com NOAC em pacientes submetidos a CES. Na prática clínica atual, o atraso na prescrição de prevenção secundária num paciente com AVC aumenta acentuadamente o risco de desenvolver embolia recorrente [58]. O momento para início do uso de NOACs como prevenção secundária de SCE em pacientes com FA é o seguinte: para AIT - imediatamente; para um acidente vascular cerebral leve - 3-5 dias; para acidente vascular cerebral médio - 5-7 dias; para AVC grave - após 2-4 semanas [59]. Na ausência de indicações para terapia anticoagulante, deve ser realizada terapia antiplaquetária [4, 22, 38, 39, 46, 48-50].

Terapia neuroprotetora

A terapia neuroprotetora e neurometabólica é projetada para reduzir os danos causados por processos patológicos que ocorrem no cérebro durante o dano isquêmico e para ativar os processos de neuroplasticidade e neurorreparação [60–64]. Recomenda -se o uso de drogas antioxidantes em pacientes com AIT e EI . Preparações de ácido alfa-lipóico, hemoderivado de sangue de bezerro desproteinizado , succinato de etilmetilhidroxipiridina e ácido succínico têm qualidades antioxidantes [23, 39]. Durante o período agudo do acidente vascular cerebral, o Mildronato é prescrito para prevenir a deterioração neurológica e melhorar o resultado neurológico [65].

Mildronato (meldonium - propionato de trimetilhidrazínio) é um medicamento anti-isquêmico desenvolvido por I. Kalvins e seus colegas do Instituto Letão de Síntese Orgânica. O Mildronato foi desenvolvido para inibir a biossíntese da carnitina, prevenir o acúmulo de intermediários de beta-oxidação de ácidos graxos citotóxicos em tecidos isquêmicos e bloquear esse processo, o que resulta em alto consumo de oxigênio [66, 67]. Inicialmente, considerava-se que os principais alvos de ação da droga no organismo eram o coração e os músculos esqueléticos, pois é nesses órgãos que ocorre a oxidação mais intensa dos ácidos graxos. Foi confirmado que o Mildronato é eficaz no tratamento da isquemia miocárdica e suas consequências e, portanto, é amplamente utilizado em cardiologia [66–68]. O efeito positivo do Mildronato no AVC agudo foi demonstrado [69, 70]. É utilizado para este fim em clínicas neurológicas na Letónia, Rússia, Ucrânia, Geórgia, Cazaquistão, Azerbaijão, Bielorrússia, Uzbequistão, Moldávia e Quirguizistão [71–72].

Um estudo sobre o efeito do Mildronato em pessoas saudáveis mostrou que ele reduz as concentrações plasmáticas de carnitina sem efeitos colaterais graves [73]. Esta descoberta sugere que o Mildronato "treina" o miocárdio adaptando as células para reduzir o influxo de ácidos graxos e ativando preferencialmente a oxidação da glicose. Assim, sob condições isquêmicas, as células utilizam intensamente a oxidação da glicose para obter energia [74]. Algo semelhante é observado com a IA.

O tratamento com Mildronato reduz a necessidade de energia do cérebro e melhora a circulação sanguínea [74]. Além disso, como o cérebro não pode usar ácidos graxos como energia e o Mildronato leva ao aumento da captação de glicose, é uma opção ideal para EI aguda [75, 76]. Além de afetar o fornecimento de energia, o Mildronato normaliza a caspase-3, a proteína de apoptose celular e a expressão da óxido nítrico sintase induzível, que é ativada em condições isquêmicas [77]. O Mildronato também pode proteger o cérebro através de outros mecanismos (antiapoptótico ou antiinflamatório) [77, 78]. Assim, o Mildronato tem efeitos neuroprotetores, provavelmente incluindo restauração de energia, inibição da apoptose e atenuação do dano oxidativo aos neurônios.

O midronato também melhora o humor dos pacientes; tornam-se mais ativos, a astenia diminui, as tonturas e as náuseas tornam-se menos pronunciadas [69]. Portanto, Mildronato também é recomendado para melhorar o desempenho reduzido, bem como para estresse físico e psicoemocional. Numerosos estudos experimentais foram dedicados ao efeito do Mildronato na circulação cerebral no cérebro isquêmico. O Mildronato na dose de 25 mg/kg por via intravenosa, administrado diariamente durante 14 dias após a indução de lesões cerebrais locais e isquemia em coelhos, ajudou a restaurar o fluxo sanguíneo cerebral. Este efeito consistiu em melhorar os processos de recuperação, normalizando a reatividade dos vasos cerebrais [79].

Num estudo clínico, a eficácia do Mildronato foi avaliada em 38 pacientes com IS [70]. Mildronato (10 ml de solução a 5%) foi administrado por via intravenosa uma vez ao dia. Os efeitos do Mildronato foram comparados com os efeitos do placebo (solução de cloreto de sódio) e de dois medicamentos comparadores. Descobriu-se que o Mildronato melhora a hemodinâmica cerebral em pacientes com acidente vascular cerebral e hipo ou hiperperfusão cerebral pós-isquêmica .

Recentemente foi realizado um estudo que incluiu 60 pacientes com idade entre 42 e 75 anos com EI no sistema da artéria carótida interna (dentro de 24 a 48 horas do desenvolvimento dos distúrbios neurológicos foram internados na Instituição Orçamentária do Estado Federal "Centro Científico de Neurologia" , Moscou). De acordo com o subtipo patogenético da EI, os pacientes foram distribuídos da seguinte forma: acidente vascular cerebral aterotrombótico 20%, CES 20%, acidente vascular cerebral hemodinâmico 13,3%, acidente vascular cerebral laural 46,7%. Mildronato foi prescrito a 30 pacientes no contexto da terapia básica padronizada (grupo Mildronato). Trinta pacientes receberam apenas terapia básica (grupo de comparação). Mildronato foi prescrito na dose de 1.000 mg por via intravenosa durante 21 dias de IA com administração oral continuada na dose de 500 mg duas vezes ao dia durante 8 semanas. 21 dias após o início do curso de Mildronato, foi observada melhora no estado geral em 87% dos pacientes. Com base no teste de Mann-Whitney, os grupos de pacientes do estudo após 21 dias do início do tratamento revelaram-se estatisticamente significativamente diferentes em termos da pontuação total na escala NIHSS, na escala de Rankin modificada e no índice de Barthel. De acordo com os resultados do estudo, eles conseguiram determinar que no grupo do Mildronato, ao final da administração intravenosa, os pacientes apresentavam menos distúrbios neurológicos. Os resultados deste estudo confirmaram a validade da prescrição de Mildronato a pacientes com EI nas primeiras 24-48 horas do início dos sintomas neurológicos de acordo com o esquema: 1000 mg/dia IV, gotejamento por 21 dias com administração oral continuada de 500 mg 2 vezes ao dia durante 8 semanas [65].

O Mildronato é caracterizado por uma série de efeitos que tornam seu uso promissor para lesões cerebrais isquêmicas: citoprotetor, vasodilatador, hipoglicêmico, etc. Assim, numerosos estudos têm demonstrado que o uso do Mildronato na terapia complexa do EI é eficaz, pois ajuda a normalizar o estado neurológico, aumenta o nível de capacidade e atividade física dos pacientes no período agudo do AVC. Um aspecto significativo é o efeito positivo da droga no metabolismo de carboidratos no acidente vascular cerebral.

Concluindo, vale atentar para o fato de que os dados obtidos atualmente indicam alguns sucessos no campo do tratamento e prevenção da IE. A terapia selecionada individualmente permite reduzir significativamente a probabilidade de distúrbios vasculares cerebrais nesta categoria de pacientes. Isto é conseguido principalmente através do uso de NOACs modernos e eficazes, que aumentam a adesão do paciente à terapia. Pacientes com fatores de risco para SCE devem ser monitorados por cardiologista e neurologista.

CONCLUSÕES

Com base na pesquisa realizada na monografia sobre o tema: " **Correlação de alterações clínicas e patomorfológicas em acidentes vasculares cerebrais agudos de etiologia cardiogênica** " , foram formuladas as seguintes conclusões :

1. Os principais fatores de risco para pacientes com o subtipo cardioembólico de acidente vascular cerebral foram: em 40,71% dos casos, doença arterial coronariana com infartos do miocárdio repetidos, 47,1% de fibrilação e fibrilação atrial, 34,28% dos casos submetidos a procedimentos de revascularização do miocárdio e outras patologias cardíacas.

2. O quadro clínico do subtipo cardioembólico de acidente vascular cerebral, em contraste com o subtipo aterotrombótico de acidente vascular cerebral, é caracterizado por início súbito, com rápido desenvolvimento de sintomas, que pode estar associado a infartos cerebrais simultâneos em duas artérias ou danos nas artérias superficiais e profundas. ramos de uma artéria. Ao mesmo tempo, os indicadores de marcadores de hemostasia como PTI, tromboteste , fibrinogênio foram significativamente (p < 0,05) maiores no subtipo CE de AVC em comparação com AT. Os níveis de homocisteína como marcador foram significativamente (p < 0,05) maiores no subtipo CE de acidente vascular cerebral. Em termos de sexo, o subtipo cardioembólico de AVC ocorreu significativamente mais frequentemente (p < 0,05) em homens em comparação com mulheres.

3. As características distintivas da hemodinâmica central e cerebral de acordo com a ultrassonografia em pacientes com o subtipo cardioembólico de AVC são estenoses leves (<70%), enquanto no subtipo AT de AVC há estenose pronunciada do SBC.

RECOMENDAÇÕES PRÁTICAS

Considerando a frequente detecção de aterostenose hemodinamicamente significativa não apenas das artérias extracranianas e intracranianas, na determinação da causa do infarto cerebral, recomenda-se o estudo de todo o sistema arterial do cérebro, começando pelas partes extracranianas da artéria cerebral até suas partes intracranianas e os vasos das superfícies lateral superior e inferior do cérebro, incluindo o círculo arterial do grande cérebro. Além disso, em cada caso, recomenda-se o estudo do arco aórtico para identificar um substrato potencial para embolia das artérias cerebrais na forma de placas ateroscleróticas ulceradas ou trombos em sua superfície, uma vez que os infartos muitas vezes ocorrem como resultado de atero - ou tromboembolismo das artérias cerebrais com fragmentos de placa aterosclerótica em desintegração ou trombo parietal localizado no arco aórtico. Considerando a alta incidência de infarto cerebral em decorrência de tromboembolismo cardiogênico e o papel da patologia cardíaca na ocorrência de infartos pelo mecanismo de insuficiência cerebrovascular com aterostenose tandem das artérias cerebrais, em cada caso de infarto cerebral recomenda-se a realização de um exame clínico e instrumental do coração, incluindo suas cavidades e válvulas. aparelho

O alto risco de desenvolver infarto cerebral na presença de lesões ateroscleróticas complicadas da articulação do joelho na forma de desintegração da placa com ulceração de sua superfície determina a necessidade de recomendar a remoção dessas placas do seio da ACI para qualquer grau de estenose.

Recomenda-se que pacientes com acidente vascular cerebral isquêmico de etiologia cardiogênica sejam submetidos a monitoramento cuidadoso e mais frequente da segurança do uso de anticoagulantes orais durante os primeiros 12 meses a partir do início desta terapia.

REFERÊNCIAS

1. Аблякимов R. É. , Ануфриев П. L., Танашян М. М. Патогенетические подтипы инсульта и критерии их диагностики у больных ишемической болезнью сердца и ребральным атеросклерозом (клинико- морфологическое исследование) //Анналы клинической и экспериментальной. – 2016. – Т. 10. –№. 4. – С. 5-10.

2. Аблякимов R. Е., Танашян М. М., Ануфриев П. eu. Возможности эмболических е гемодинамических инсультов у больн ых с ишемической болезнью сердца и церебральным атеросклерозом //Международный журнал экспериментального образ Vaniya. – 2016. – №. 9-2. – С. 330-332.

3. Агафонова N. V. e dr. Insultado. Você pode obter diagnósticos, licenças e perfis específicos. – 2018.

4. Алибекова Ж. М. Fatores de risco, uso de gemas e tecnologia clínica de isolamento e isolamento, роживающих в различных районах республики Дагестан //Автореферат. Дагестан 2015. -С. 3-5.

5. Amineva N. V. e dr. Ишемический инсульт как осложнение острой ревматической лихорадки //Справочник поликлинического врача. – 2014. – №. 2. – С. 58-60.

6. Antonova K. V. Цереброваскулярная патология при сахарном диабете 2 tipos :патогенетические факторы м варианты течения //М. 2020. с. 4-6.

7. Ануфриев Р. L., Танашян М. М., Гулеская Т. С. e dr. Особенности атеросклероза церебральных артерий и патоморфологии инфаркта головного мозга при сахарном е 2- го типа//Анналы клинической и экспериментальной неврологии -2015,- Т. 9. Nº 3. -с. 4-9.

8. Ахатова Z. UMA. e dr. O que você deseja usar com uma insulina isenta de estresse ? //Медицинский совет. – 2022. – Т. 16. –№. 14. –С. 32-37.

9. Babkina А. С. , Голубев А. М., Острова И. V. e dr. Морфологические изменения головного мозга приКовид -19 /Общая реаниматология . 2021;17(3);4-15.

10. Баскова Т., Шмырев В., Басков В. Idr . Психоневрологическая оценка эффективности первичной ангиохирургической профилактики ишемического инсульта Врч-2016,№3. -с 1-7.

11. Батурова М. UMA. Фибрилляция предсердий у пациентов с ишемическим инсультом //Вестник аритмологии . – 2014. – №. 76. – С. 51-56.

12. Вібулатов В. V. Особенности клинических и гемостатических показателей у пациентов с лакунарным инсультом в остром периоде // Авторе ferato. Санкт-Петербург 2015. с 5-7.

13. Бояринцев В. V. e dr. Целенаправленная тактика интервенционной терапии ишемического инсульта //Lечение и профилактика. – 2017. – №. 3. – С. 5-11.

14. Brizhaneva А. С. Cardiovascular инсульт : fatores риска , прогноз , профилактика //Ciência mundial: problemas e inovações. – 2018. – С. 205-208.

15. Bursa Eu. А., Тимченко Л. V., Kolodina M. V. Clínica de isolamento isquêmico e isolamento de pacientes com problemas genéticos й предрасположенностью //Инновационная медицина Кубани. – 2018. – №. 4 (12). – С. 39-43.

16. Бутахонов F. Т., Рахматуллаева Н. Е., Абдукадирова Д. Т. Цереброкардинальный синдром в остром периоде мозгового

инсульта у больных молодого возраста //Экономика и социум. – 2021. – №. 10 (89). – С. 560-565.

17. Варакин Ю. Sim. O que é isso e como você pode: Isolamento de perfil. Конспект врача (O que é acidente vascular cerebral e como derrotá-lo Prevenção de acidente vascular cerebral. Nota dos médicos. insulto. ru . 2015.

18. Vereщагин N. V. Гетерогенность инсульта: взгляд с позиций клинициста // Журн. novo . e psiquiatra. Insultar (приложение). - 2012. - вып . 9 - С. 8-10.

19. Vizilo T. L., Попонникова Т. V., Федосеева И. F. Вопросы первичной профилактики инсульта у взрослых и детей //Лечащий врач. – 2019. – №. 10. – С. 30-35.

20. ВласовТ. Д., Петрищев Н. Н., Лазовская О. UMA. Дисфункция эндотелия . Правильно ли мы понимаем этот термин ?//Вестник анестезиологии и реаниматологии . 2020. Т17,№2. 76-84.

21. Vorobьева O. V. , Gromova D. N. Мультифокальное ишемическое поражение заднего мозга-вариант" topo basilar síndrome " //Лечение заболеваний нервной системы. – 2014. – №. 1. – С. 45-51.

22. Ворожцова И. N. e dr. Сравнительный анализ факторов риска развития эмболического инсульта //Сибирское мсдицинское обозрение. – 2018. – №. 1 (109). – С. 49-53.

23. Ганюков V. E., Shilov A. UMA. Современные подходы к реваскуляризации миокарда при кардиогенном шоке //Эндоваскулярная хирургия. – 2015. – Т. 2. – №. 3. – С. 5-15.

24. Geletka A. UMA. Descrição do circuito de configuração padrão эндотелиоцитов e sua morfologia de proteção e isolamento térmico зависимости от степени тяжести //Карпатские читания . 19-21 de junho de 2014 , agosto 5

25. Geɬцер В. Е. Слабенко E. V., Заяц Ю. V. , Котельников V. N. Методы моделирования острой ишемии головного мозга :патофизиологическое обоснование выбора и значение для клини ческой практики //Патологическая fisiologia e terapia experimental. 2019 ;63(2).

26. Герасимова Ю. UMA. Клинико-функциональная характеристика ишемического инсульта в сочетании с инфарктом миокарда : dis . – Ивановская государственная медицинская академия, 2015.

27. Гиляров М. Ю., Константинова E. V. Novas recomendações e perspectivas de soluções para terapias adicionais com informações de microfone e больных с ишемическим инсультом //Русский медицинский журнал. Medicina обозрение . – 2014. – Т. 22. –№. 31. – С. 2181-2185.

28. Голохвастов C. Eu. e dr. Особенности ишемического инсульта у лиц молодго возра с та //Известия Российской Военно-медицинской академии. – 2020. – Т. 39. –№. S3-2. – С. 39-43.

29. Григорова И. А., Тесленко О. А., Григоров C. N. Кардиогенные инсульты. Клинико-патогенетические, терапевтические и профилактические особенности //Международный неврологический журнал. – 2015. – №. 1 (71). – С. 132-140.

30. Гусев Е.И., И. e dr. Церебральный инсульт // CONSÍLIO MÉDICO . – 2014. –Т.16. – С. 13-17.

31. Давронова X. Z. Роль сахарного диабета ii типа на развитие когнитивных нарушений при ищемическом инсульте //Журнал неврологии и не йрохирургических исследований. – 2022. – Т. 3. –№. 2.

32. Damulin E. V., Andreev D. UMA. Фибрилляция предсердий и инсульт //Российский медицинский журнал. – 2015. – Т. 21. –№. 6. – С. 41-45.

33. Damulin E. V., Andreev D. A., Салпагарова З. К. Кардиоэмболический инсульт //Неврология, нейропсихиатрия , психосоматика. – 2015. – Т. 7. –№. 1. – С. 80-86.

34. Домашенко M. UMA. e dr. Опыт применения дабигатрана в первичной и вторичной профилактике кардиоэмболического инсульта //Nеврология, сихиатрия , психосоматика. – 2013. – №. 2. – С. 69-77.

35. Домашенко M. A., Максимова M. Eu. Тромболитическая терапия ишемического инсульта у пациентов, находящихся на терапии пероральными антикоагулянтами // Medica mente . Лечим с умом . – 2017. – Т. 3. – №. 3. – С. 35-37.

36. Домашенко M. A., Максимова M. Eu., Танашян M. M. Algoritmo de terapia antitrombótica para pacientes com isolamento isêmico e sistema de trombose eu sou sincero. – 2014. – №. 7. – С. 39-42.

37. Евдокимова A. G., Евдокимов V. V. Кардиоцеребральная дисфункция: fatores de risco e возможности цитопротективной terapia //Еффффективная фармакотерапия. – 2013. – №. 11. – С. 6-10.

38. Eutushenko C. K., Филимонов Д. UMA. Роль гомоцистеина в развитии ишемических инсультов у лиц молодого возраста (обзор literatura e личные я) //Международный неврологический журнал. – 2013. – №. 7 (61). – С. 19-30.

39. Eutushenko C. K., Филимонов Д. A., Симонян B. UMA. Особенности метаболизма гомоцистеина e состояния системы гемостаза у пациентов в остром período кардиоэмболическо го инсульта //Журнал неврології eu . БМ Маньковського . – 2014. – №. 2,№ 3. –С. 61-65.

40. Ermolaeva A. E. Особенности клинических проявлений кардиоэмболического инсульта у больных сахарным диабетом II tipo //Медицинск eu sou almanax. – 2018. – №. 5 (56). – С. 51-53.

41. Жакенова G. Eu. e dr. Транзиторные ишемические атаки: этиопатогенез , clínica. (обзор литературы) //Вестник Казахского Национального медицинского университета. – 2021. – №. 3. – С. 91-96 .

42. Захаров V. V., Вахнина H. V. , Gromova D. Ó. Terapia de emergência no período de recuperação de isolamento: влияние на качество жизни и вные функции //Неврология, нейропсихиатрия , психосоматика. – 2016. – Т. 8. –№. 2. – С. 87-93.

43. Zozуля И. С., Волосовец A. UMA. Факторы риска лакунарных ишемических мозговых инсультов //Международный неврологический журнал. – 2016. – №. 2 (80). – С. 19-24.

44. Zozуля И. С., Муравская A. N. Особенности кардиальных нарушений при ишемическом инсульте, обусловленном инфарктом миокарда //Экстренная медицина. – 2013. – №. 1. – С. 32-39.

45. Zыков В. Р., Киссель A. E., Шидеркина Е. Ó. Актуальные проблемы диагностики и лечения детского ишемического инсульта //Трудный пациент. – 2018. – Т. 16. –№. 8-9. – С. 37-44.

46. Зыков М. В., Буцев В. V., Сулейманов R. R. Инфаркт миокарда, осложненный ишемическим инсультом: факторы риска, прогноз, нерешенные проблемы e перспективы про филактики //Farmacoterapia em cardiologia. – 2021. – Т. 17. –№. 1. – С. 73-82.

47. Ібрагимова G. Z. e dr. Fatores de risco isotêmico кардиоэмболического инсульта //Вестник современной клинической медицины. – 2019. – Т. 12. –№. 5. – С. 20-24.

48. Ikramov A. I., Ярмухамедова Д. С., Низамова М. М. Рентгенологическая семиотика острой респираторной

недостаточности легких (кардиогенный отёк острый респираторный дистресс-синдром) //Вестник экстренной медицины. – 2014. – №. 1. – С. 80-84.

49. Кадырова Е. А., Миндубаева Ф. А., Гржибовский А. М. Систематический обзор методов прогнозирования исхода мозгового инсульта //Экология человека. – 2015. – №. 10. – С. 55-64.

50. Калашникова L. А., Гулевская Т. С., Добрынина Л. UMA. Актуальные проблемы патологии головного мозга при церебральной микроангиопатии //Журнал неврологии и психиатрии и eu. СС Корсакова . – 2018. – Т. 118. –№. 2. – С. 90-99.

51. Каленова Е. É. e dr. Variando o ritmo de serviço e a maior isenção de isolamento: diagnóstico e programação ь //Кремлевская медицина. Clínica вестник . – 2018. – №. 3. – С. 35-41.

52. Кандыба Д. V., Сокуренко Г. Eu. Нарушение мозгового кровообращения при патологии экстракраниальных артерий //СПб.: Золотая книга. – 2003.

53. Карпов С. М. e dr. Ишемическийинсульт в детском возрасте (КЛИНИЧЕСКИЙ СЛУЧАЙ) //Нейрохирургия и неврология детского во Bom. – 2015. – №. 4. – С. 28-34.

54. Karpova O. V., Удалов Ю. Д., Радионова Д. М. Стволовой геморрагический инсульт: подходы к лечению и возможности восстановления //Саратовский научно-медицинс кий журнал. – 2019. – Т. 15. –№. 4. – С. 986-989.

55. Caste R. M. e dr. Aspectos de diagnóstico e organização ия (обзор literatуры) //Наука о жизни и здоровье. – 2020. – №. 3. – С. 32-43.

56. Recomendações clínicas Министерства здравоохраненения Российской федерации по диагностике и лечению хроническо É um grande problema. //М., 2013г. – 69 seg.

57. Коломенцев С. V. e dr. Роль кардиальной эмболии в патогенезе внутригоспитального ишемического инсульта // Давиденковские чтения. – 2017. – С. 155-156.

58. Komarova I. Á. Кардиоэмболический инсульт у детей //Педиатрия. Журнал им. ГН Сперанского. – 2016. – Т. 95. –№. 3. – С. 175-182.

59. Constantinova E. V., Шостак Н. А., Гиляров М. Eu. Современные возможности реперфузионной терапии инфаркта миокарда и ишемического инсульта //Клиницист. – 2015. – Т. 9. –№. 1. – С. 4-12.

60. Коробкова D. Z. e dr. Клинические и томографические маркеры течения острого периода инсульта в бассейне артерий каротидной системы a neurologia eu . БМ Маньковського . – 2014. – №. 2,№ 2. –С. 40-43.

61. Корчагин V. E. e dr. Роль генетических факторов в формировании индивидуальной предрасположенности ишемическому инсульту //Анналы klin neurologia experimental e experimental. – 2016. – Т. 10. –№. 1. – С. 65-75.

62. Коценко Ю. Е. Нейровизуализационные характеристики больных сахарным диабетом //Унив clínica de consulta. – 2023. – №. 3 (44). – С. 88-94.

63. Коценко Ю. I., Статинова Е. А., Бубликова А. М. Ишемический инсульт и влияние аномалий церебральных артерий на его развитие //Университетская клиника. – 2017. – Т. 13. –№. 2. – С. 219-224.

64. Крючкова О. N. e dr. Диагностика и лечение фибрилляции предсердий: современное состояние проблемы //Крымский терапевтический журнал. – 2017. – №. 2 (33). – С. 24-27.

65. Кузнецов А. Н., Виноградов О. Е., Рыбалко H. V. Современные подходы антитромботической терапии у больных с кардиоэмболическим инсультом //Неврология, иатрия , психосоматика. – 2013. – №. S2. – С. 28-39.

66. Кузнецова С. М. Кардиоэмболический инсульт: церебральная, системная и интракардиальная гемодинамика //Новости медицины и фармации. – 2011. – №. 2. – С. 33-39.

67. Кулеш А. UMA. e dr. Инсульт, ассоциированный с открытым овальным окном: подходы к диагностике и возможности эндоваскулярной тики (клинические наблюдения и обзор literaturы) //Неврология, нейропсихиатрия , психосоматика. – 2020. – Т. 12. –№. 2. – С. 72-78.

68. Кулеш А. А., Демин Д. А., Виноградов О. Е. Mecanismos de segurança de isolamento isométrico: da verificação do perfil profissional // Consilium Medico . – 2021. – Т. 23. –№. 11. – С. 792-799.

69. Кулеш А. А., Drobaxa В. Е., Шестаков В. V. Криптогенный инсульт //Неврология, нейропсихиатрия , психосоматика. – 2019. – Т. 11. –№. 4. – С. 14-21.

70. Кулеш А. А., Нуриева Ю. А., Сыромятникова L. Е. Причины ишемического инсульта у пациентов моложе 45 лет: анализ данных regionalьного сосудистого центра //Неврол огия, нейропсихиатрия , психосоматика. – 2021. – Т. 13. –№. 1. – С. 24-30.

71. Кулеш А. А., Шестаков V. V. Открытое овальное окно и эмболический криптогенный инсульт //Неврология, нейропсихиатрия , психосоматика. – 2019. – Т. 11. –№. 2. – С. 4-11.

72. Kulykova E. UMA. e dr. Асиметрии в функционировании мышечного аппарата челюстно-лицевой области при инсультах //Novas tecnologias em mim medicina, biologia, farmacologia e ecologia. – 2023. – С. 206-212.

73. Куташов V. A., Скороходов А. П., Хаханова О. N. К вопросу лечения кардиоэмболических инсультов в острый период //Центральный научный вестник. – 2016. – Т. 1. –№. 14. –С. 33-40.

74. Levitina E. V., Чуфаровская А. А., Абдуразакова А. Eu. Ишемический инсульт в детском возрасте: распространенность и причины (по данным регистра г. Тюмени) // VI балтийский congresso sobre neurologia. – 2016. – С. 219-221.

75. Lurьe Z. Л., Брагина Л. К. Коллатеральное кровообращение при закупорке магистральных сосудов головы // Журн. nevropatol . e psiquiatra. - 2012. -№ 11-С. 1612-1616.

76. Луцкий М. А., Смелянец М. А., Лушникова Ю. Р. Вопросы этиологии и патогенеза ишемического инсульта //Научно-медицинский вестник Центрального Черноземья. – 2014. – №. 55. – С. 32-40.

77. Людковская I. G. Поражение экстракраниального отдела сонных артерий и размягчения головного мозга // Журн. nevropatol . e psiquiatra. — 2015. - № 4 - С. 487-490.

78. Ma-Ван-дэ А. Eu., Витковский Eu. UMA. , Ширшов Ю. UMA. Эииде мииоличger a аее и и и а аеччччч ês и и и и и афччч аачч ааччч афччч афччч аиччч афччч афччч афччч афччч афччч афччч аиччч аиччч ачччч ачччч аиччч ачччч ачччч аиччч ачччч ачччч аччччч аччччч аччччч аччччч аччччч ач аеччччч аччччч аеччч аеччч ês и и и ш аччч ander и и ш а аеччч аеччч ander и иф ш edade – 2022. – Т. 2. – С. 41-52.

79. Macarov A. UMA. , Матвеев А. С. Цереброкардиальный синдром у больных с острым нарушениям мозгового кровообращения //Международный студенческий нау чный вестник. – 2021. – №. 2. – С. 52-52.

80. Максимова М. Eu., Танашян М. М., Смирнова И. N. Лечение ишемического инсульта //Журнал неврологии и психиатрии им. СС Корсакова . – 2015. – Т. 115. –№. 4. – С. 126-129.

81. Мануковская D. А., Посметьева О. С., Добрынина И. С. Insuflação isenta de problemas de arte cardíaca, associação de atividade física овальным окном: клинический случай //редакционная коллегия. – 2022. – С. 66.

82. Maslova N. e dr. Инсульт-мультидисциплинарная problema //Врач. – 2017. – №. 9. – С. 22-25.

83. Медоева О. А., Катаев П. V., Тимченко Л. V. Миксома сердца как редкая причина ишемического инсульта //Инновационная медицина Кубани. – 2018. – №. 1 (9). – С. 54-57.

84. Меркурьева Р. Е. e dr. Результаты специализированного амбулаторного наблюдения пациентами эмболическим инсультом и ым источником эмболии //Ученые записки СПбГМУ им. ИП Павлова . – 2021. – Т. 28. –№. 1. – С. 23-31.

85. Мехряков С. А., Кулеш А. А., Сыромятникова L. E. Поражение островковой коры как потенциальный маркер патогенетического подтипа ишемического инсульта //Неврологич еские чтения в Перми. – 2021. – С. 136-142.

86. Mironenko T. V. e dr. Транзиторные ишемические атаки, клинико-диагностическая характеристика // Ïðîáëåìû ýêîëîãè × åñêîé è ìåäèöèíñêîé ãåíåòèêè è êëіí × åñêîé èììóíîëîãèè . – 2020. – С. 79.

87. Mironenko T. V., Litina I. А., Круть Е. UMA. Кардиоэмболические инсульты //Журнал «Нейрохирургия и неврология Казахстана». – 2016. – №. 2 (43). – С. 36-43.

88. Міщенко Т. С., Овсянникова Н. В., Лебединец В. V. Fatores de risco e de risco clínico que são benéficos para a prática de isolamento acústico //Международный дицинский журнал. – 2011.

89. Моргунов V. UMA. A configuração da morfologia reticular льно- базилярной системы // Арх. pat. - 2018. № 11 - С. 27-31.

90. Моргунов V. UMA. Особенности очаговых изменений в мозжечке при стенозах позвоночных артерий // Арх. pat. - 2018. — № 9. - С. 32-36.

91. Nikišhин V. Ó. e dr. Use uma isca isenta de calor para você. fatores de risco, особенности этиопатогенеза //Вестник Российской Военно-медицинской академии. – 2020. – №. S3. – С. 68-71.

92. Nikišhин V. O., Голохвастов С. Eu., Бобков А. V. Use uma isca isenta de calor para você. Особенности этиопатогенеза и вторичной профилактики //Известия Российской военно-медицинской академии. – 2020. – Т. 1. –№. S1. – С. 102-105.

93. Носенко Н. Н., Щеглов Д. V., Мамонова М. Eu. Patologia cardiológica em pacientes com uma grande variedade de casos: benefícios e perfil актика осложнений // Українська intervenção нейрорадіологія та хірургія . – 2017. – №. 3 (21). – С. 93-105.

94. Нуржанова R. Á. e dr. Транзиторные ишемические атаки: дифференциальный диагноз, лечение, профилактика (обзор literaturы) //Вестник Ка захского Национального медицинского университета. – 2021. – №. 3. – С. 85-90.

95. Орадова А. Sh., Сапаргалиева А. D. Молекулярные маркеры развития ишемического инсульта //Вестник Казахского Национального медицинского eta. – 2014. – №. 4. – С. 250-253.

96. Орадова А. Sh., Сапаргалиева А. Д., Дюсембаев Б. К. Молекулярные маркеры развития ишемического инсульта //Вестник Казахского национального медицинского uma. – 2017. – №. 2. – С. 213-217.

97. Орадова А. Sh., Сапаргалиева А. Д., Дюсембаев Б. К. Молекулярные маркеры развития ишемического инсульта (обзор

literaturы) //Вестник Казахского Национального меди цинского университета. – 2017. – №. 2. – С. 203-207.

98. Pankova E. Д., Бойко С. С. Insuflação de isolamento no paciente modelos de software e especialistas em projetos de construção. – 2016. – Т. 3. – №. 3 (14). – С. 54-58.

99. Petrova E. A., Кольцова E. UMA. Нарушения ритма сердца и инсульт // Consilium Medico . – 2017. – Т. 19. –№. 2. – С. 30-34.

100. Petrova O. V., Скворцов V. V. Ишемический инсульт в клинической практике //Врач. – 2020. – Т. 31. –№. 12. – С. 16.

101. Pizova N. V. Заболевания сердца и инсульты у лиц молодого возраста //Неврология, нейропсихиатрия , психосоматика. – 2014. – №. 2. – С. 62-69.

102. Pizova N. V. e dr. Криптогенный инсульт в молодом возрасте: testes de diagnóstico e novas terapias . – 2019. – №. 3. – С. 18-22.

103. Pizova N. V. Этиологические особенности ишемических инсультов в молодом возрасте //Медицинский алфавит. – 2018. – Т. 1. –№. 1. – С. 36-44.

104. Попова И. É. e dr. Лучевая семиотика инсульта неустановленной этиологии //Российский электронный журнал лучевой диагностики Учред título: Первый Московский государственный медицинский университет им. Eu sou Сеченова, Терновой Сергей Константинович, Серова Наталья Сергеевна, Кеслер Михаил Семенович. – 2021. – Т. 11. –№. 4. – С. 25-34.

105. Prazдничкова E. V. Предикторы неэффективности системной тромболитической терапии ишемическом инсульте : dis . – O governo federal federal é responsável pela aprovação do governo нный медицинский университет» Министерства здравоохранения Российской Федерации, 2020.

106. Прилепская О. А., Dубровина О. UMA. Инсульт у лиц молодого возраста: все ли мы знаем //Университетская медицина Урала. – 2016. – Т. 1. – С. 75-9.

107. Ramazanov G. R. e dr. Этиология криптогенного инсульта //Журнал им. НВ Склифосовского Neotloжная medicina bom . – 2019. – Т. 8. –№. 3. – С. 302-314.

108. Рахматуллаева G. K. Verifique e reduza os riscos de isolamento e o excesso de água. – 2023.

109. Рахматуллина Э. Ф., Кочергина О. С., Найбуллина Д. Х. Опыт применения дипиридамола во вторичной профилактике ишемического инсульта //Медицинский совет. – 2022. – Т. 16. –№. 23. –С. 42-48.

110. Рыбалко Н. V. Clínica preliminar para detecção de emergência onde está o Centro. НИ Пирогова . – 2015. – Т. 10. –№. 1. – С. 122-128.

111. Рыжков V. Insultado. Срочная реабилитация. Clínica, critérios de diagnóstico e especialização. Táctica ведения e реабилитация . – Litros , 2022.

112. Савчук Е. А., Шевченко И. V., Савчук О. М. Кардиогенные инсульты: причины, механизмы развития, особенности течения //Крымский терапевтический журнал. – 2018. – №. 3. – С. 53-58.

113. Сидоренко А. V. e dr. Результаты работы Регионального сосудистого центра Краевой клинической больницы (г. Красноярск) no aspecto próximo менения эндоваскулярного лечения ишемического инсульта: анализ собственного опыта //Эндоваскулярная хирургия. – 2019. – Т. 6. –№. 3. – С. 232-241.

114. Сидорович Э. K. Sobre o papel fenotípico da cronicidade e da arte da arte de arte ти от выраженности микроангиопатии, risco de

choque cardíaco, informações sistêmicas e de emergência // Neurologia e neuropatia. Vostoчная Europa . – 2016. – Т. 6. –№. 3. – С. 420-433.

115. Скоромец А. UMA. e dr. Сердце и нервная система у детей и лиц молодого возраста //Журнал невролог ии . БМ Маньковського . – 2018. – №. 6,№ 2. –С. 22-26.

116. Сорокин Ю. N. Транзиторная ишемическая атака и ишемический инсульт в Международной классификации болезней 11-го пересмотра //Ме ждународный неврологический журнал. – 2019. – №. 7 (109). – С. 50-57.

117. Starchenko A. UMA. Ненадлежащее качество медицинской помощи и риск возникновения осложнений и новых заболеваний при острых наруш você pode usar o sistema de teste de saúde Federação Russa. – 2021. – №. 3. – С. 38-58.

118. Suslina Z. UMA. e dr. Способ прогнозирования риска сердечно-сосудистых фатальных осложнений после ишемического инсульта. – 2015.

119. Suslina Z. UMA. Сосудистая патология головного мозга: итоги и п ерспективы //Anais de clínica e de emergência. – 2007. – Т. 1. –№. 1. – С. 10-16.

120. Суслова Е. Sim, Вахнина H. V. Ведение больных в раннем восстановительном período de isolamento //Медицинский совет. – 2014. – №. 18. –С. 6-11.

121. Тибекина L. M. Нарушения сердечного ритма у больных с ишемическим инсультом //Вестник Санкт-Петербургского университета. Medicina . – 2015. – №. 4. – С. 86-98.

122. Тибекина L. M., Дорофеева М. С., Щербук Ю. UMA. Кардиоэмболический инсульт: этиология, патогенез, факторы риска геморрагической transформации (обзор) ник Санкт-Петербургского университета. Medicina . – 2014. – №. 1. – С. 104-117.

123. Тибекина L. М., Щербук Ю. UMA. Геморрагическая трансформация при кардиоэмболическом инсульте //Вестник Санкт-Петербургского университета. Medicina . – 2013. – №. 1. – С. 81-93.

124. Титов B. V. e dr. Ишемический инсульт как комплексное полигенное заболевание //Молекулярная биология. – 2015. – Т. 49. – №. 2. – С. 224-224.

125. Труфанов E. UMA. Инсульт–актуальное направление кардионеврологии // Східно-європейський неврологічний журнал. – 2015. – №. 3. – С. 54-56.

126. Тургумбаева Ж. Д., Акынбеков К. U., Тургумбаев Д. D. Структура заболеваемости и факторы риска мозгового инсульта в г. Бишкек по данным регистра //Вестник Казахского Национального медицинского университета. – 2015. – №. 3. – С. 92-96.

127. Турсунов H. Clínica e Patologia paralelo primeiro острых insulto cardiopatia этиологии : дис . – Zamonaviy tibbiyotning dolzarb muammolari sim olimlar xalqaro anjumani , 2023.

128. Умарова M. Литературный обзор нарушения ритма сердца е нарушения кровообращения в головном мозге //Евразийский журнал нских е естественных наук. – 2023. – Т. 3. – №. 6 Parte 2. – С. 86-94.

129. Fazeliaxметова A. G., Мамедов X. E. Открытое овальное окно и криптогенный инсульт //Практическая медицина. – 2011. – №. 55. –С. 32-34.

130. Фонякин A. B., Гераскина Л. UMA. Артериальная гипертония и оптимизация медикаментозной профилактики ишемического инсульта //Кардиология. – 2016. – Т. 56. –№. 2. – С. 73-78.

131. Фонякин A. B., Гераскина Л. UMA. Кардиоэмболический инсульт: классификация причин и стратегии профилактики

//Неврология, нейропсихиатрия , матика. – 2021. – Т. 13. –№. 6. – С. 4-13.

132. Фонякин А. В., Гераскина Л. UMA. Основные причины и современные принципы профилактики кардиоэмболического инсульта //Медицинский совет. – 2015. – №. 12. – С. 78-83.

133. Фонякин А. V. , Geraskina L. UMA. Перспективы профилактики кардиоэмболического инсульта: в фокусе-антикоагулянты // Medica mente . Лечим с умом . – 2016. – №. 1. – С. 27-30.

134. Фонякин А. В., Гераскина Л. UMA. Профилактика ишемического инсульта //Recomendações para terapias anti-antitrombóticas . Mais ред . ЗА Суслиной /М. : Има-Пресс . – 2014.

135. Фонякин А. В., Гераскина Л. UMA. Ривароксабан em seu perfil profissional de cardiologia я , нейропсихиатрия , психосоматика. – 2014. – №. 1. – С. 48-53.

136. Фонякин А. В., Гераскина Л. UMA. Кардиогенные инсульты // Неврология, нейропсихиатрия , пси- хосоматика . 2009. No. 1.C. 23–28.

137. Фонякин А.В. Современная концепция кардионеврологии // Анналы клинической и экспериментальной неврологии. – 2015 g. – Т.1, № 3. – С. 45-48.

138. Фролова Е. В., Цибулькин Н. А., Абдрахманова А. Е. Кардиологические причины обморочных состояний //Здоровье человека в XXI веке. – 2017. – С. 344-348.

139. Фурсова L. UMA. Мультифокальная ишемия головного мозга: этиопатогенетические аспекты //Лечебное дело: научно-практический евтический журнал. – 2014. – №. 4. – С. 49-55.

140. Harlamova A. M. e dr. Dialipon em terapia complexa em pacientes com uma variedade de casos de infecção por tipo // Пра ктикуючий licar . – 2014. – №. 1. – С. 61-64.

141. Хаханова О. N. e dr. Кардиоээбоо sentido: и иллтт: п ил :т: рлы и и ий::: :via: рлрррpnia, прогноз, вр mês. – 2017. – Т. 13. –№. 1. – С. 187-192.

142. Ходжамжаров В. É. Профилактика инсульта и сосудистой деменции (Русский медицинский журнал). -2012. -№10. -с. -517-522.

143. Цветков V. UMA. e dr. Факторы риска развития диабетической автономной нейропатии сердца у больных сахарным dia 2-го tipo //Крымск е um diário terapêutico. – 2015. – №. 4 (27). – С. 76-79.

144. Чичкова M. UMA. e dr. Клинические предикторы развития острого ишемического инсульта у больных острым инфарктом миокарда //Современные problemas de funcionamento e operação. – 2016. – №. 5. – С. 123-123.

145. Чичкова М.А. Козлова О.С. Аджигитов А.Ю. Чичков А.М. Os médicos clínicos развития острого ишемического инсульта унауки образования. – 2016. – № 5. – С. 5-11

146. Чичкова М.А., Козлова О.С., Орлов Ф.В. Особенности сочетания инфаркта миокарда и острого нарушения мозгового кровообращения // Астраханский медицинский журнал. – 2016. – С. 55-61.

147. Шамалов Н.А., Кустова М.А. Криптогенный инсульт // Неврология, нейропсихиатрия , психосоматика. – 2014. – С. 42–49

148. Широков Е. UMA. Идеология современной системы профилактики инсульта //Клиническая медицина. – 2014. – Т. 92. – №. 3. – С. 5-10.

149. Широков Е. А., Симоненко В. В., Овчинников Ю. V. Транзиторные ишемические атаки и малые инсульты: современные терапевтические стратегии //Лечащий врач. – 2020. – №. 5. – С. 7.

150. Щербак С. G. e dr. Острые нарушения мозгового кровообращения при COVID -19 //Университетский терапевтический вестник. – 2023. – Т. 5. –№. 1. – С. 5-35.

151. Яворская V. UMA. e dr. Clínica e Patologia visnik психоневрології . – 2015. – №. 23, vip . 3. – С. 53-57.

152. Яцкова L. А., Вдовина А. UMA. Когнитивные нарушения и деменция как осложнение цереброваскулярной недостаточности в период ишемического e // StudNet . – 2021. – Т. 4. – №. 2.

153. Adler C. et al. Fluidoterapia e lesão renal aguda em choque cardiogênico após parada cardíaca //Reanimação. – 2013. –T . 84. –№. 2. – C. 194-199.

154. Ahn SH et al. Características histológicas de trombos agudos recuperados de pacientes com AVC durante terapia de reperfusão mecânica //International Journal of Stroke. – 2016. – T . 11. –№. 9. – C. 1036-1044.

155. Aissaoui N. et al. Tendências de quinze anos no manejo do choque cardiogênico e 1 mortalidade por ano em pacientes idosos com infarto agudo do miocárdio: o programa FASTMI //European Journal of Heart Failure. – 2016. – T . 18. –№. 9. – C . 1144-1152.

156. Aissaoui N. et al. Tendências em choque cardiogênico complicando infarto agudo do miocárdio //European Journal of Heart Failure. – 2020. –T . 22. –№. 4. – C. 664-672.

157. Albert CL et al. O inimigo interior: choque cardiogênico reversível de início súbito com infecção de miócitos cardíacos comprovada por biópsia por síndrome respiratória aguda grave coronavírus 2 //Circulação. – 2020. –T . 142. –№. 19. –C. 1865-1870.

158. Albert CM et al. Efeito do ácido fólico e vitaminas B no risco de eventos cardiovasculares e mortalidade total entre mulheres com alto risco de doença cardiovascular: um ensaio randomizado //Jama. – 2008. – T . 299. –№. 17. –С. 2027-2036.

159. Alkhouli M. et al. Incidência, preditores e resultados de acidente vascular cerebral isquêmico agudo após intervenção coronária percutânea //JACC: Intervenções Cardiovasculares. – 2019. – T . 12. –№. 15. –С. 1497-1506.

160. Alushi B. et al. Impella versus BIA no infarto agudo do miocárdio complicado por choque cardiogênico //Open Heart. – 2019. – T . 6. –№. 1. – C. e000987.

161. Aoki J. et al. Aspirina aguda mais terapia dupla com cilostazol para pacientes com AVC não cardioembólico dentro de 48 horas do início dos sintomas //Journal of the American Heart Association. – 2019. – T . 8. –№. 15. –С. e012652.

162. Bauer T. et al. Uso e resultado da abordagem radial versus femoral para ICP primária em pacientes com infarto agudo do miocárdio com supradesnivelamento do segmento ST sem choque cardiogênico: resultados do registro ALKK PCI //Cateterização e Intervenções Cardiovasculares. – 2015. –T . 86. –C . S8-S14.

163. Bellumkonda L., Gul B., Masri SC Evoluindo conceitos no diagnóstico e tratamento do choque cardiogênico //The American Journal of Cardiology. – 2018. – T . 122. –№. 6. – C . 1104-1110.

164. Bonaa KH et al. Redução da homocisteína e eventos cardiovasculares após infarto agudo do miocárdio //New England Journal of Medicine. – 2006. –T . 354. –№. 15. –С. 1578-1588.

165. Brener MI, Rosenblum HR, Burkhoff D. Fisiopatologia e avaliação hemodinâmica avançada do choque cardiogênico //Methodist DeBakey cardiovascular Journal. – 2020. –T . 16. –№. 1. – C . 7.

166. Ceglarek U. et al. O novo escore de risco de mortalidade baseado em cistatina C, lactato, interleucina-6 e peptídeo natriurético tipo N-terminal pró-B (CLIP) em choque cardiogênico após infarto agudo do miocárdio //European Heart Journal. – 2021. – T . 42. –№. 24. –C. 2344-2352.

167. Champe P., Harvey R. Bioquímica. Resenhas ilustradas de Lippincott, 4ª ed. / P. Champe , R. Harvey. — Filadélfia: Lippincott Williams e Wilkins, 2008. — P. 261-276.

168. Chen SQ et al. Terapia com callindinogenase urinária humana para AVC isquêmico agudo de acordo com a subclassificação chinesa de AVC isquêmico: Eficácia clínica e fatores de risco //Cérebro e Comportamento. – 2020. –T . 10. –№. 1. – C. e01461.

169. Chioncel O. et al. Epidemiologia, fisiopatologia e gestão contemporânea do choque cardiogénico – uma declaração de posição da Associação de Insuficiência Cardíaca da Sociedade Europeia de Cardiologia // European Journal of Heart Failure. – 2020. –T . 22. –№. 8. – C. 1315-1341.

170. Chung JW et al. A poluição do ar está associada ao acidente vascular cerebral isquêmico por meio de embolia cardiogênica //AVC. – 2017. – T . 48. –№. 1. – C. 17-23.

171. Chwojnicki K. et al. Admissões hospitalares, tratamento e resultados de AVC isquêmico agudo na Polônia em 2009–2013 //Frontiers in Neurology. – 2018. – T . 9. – C . 134.

172. Citro R. et al. Correlatos ecocardiográficos de insuficiência cardíaca aguda, choque cardiogênico e mortalidade hospitalar na cardiomiopatia tako -tsubo //JACC: Cardiovascular Imaging. – 2014. –T . 7. –№. 2. – C. 119-129.

173. Connoly SJ, Ezekowitz MD, Yusuf S. et al. Dabigatrana versus varfarina em pacientes com fibrilação atrial // The New England Journal of Medicine. 2009. – V. 361. – P. 1139-1151

174. Davierwala PM et al. Tendências temporais em preditores de mortalidade precoce e tardia após cirurgia de revascularização do miocárdio de emergência para choque cardiogênico complicando infarto agudo do miocárdio //Circulação. – 2016. – T . 134. –№. 17. –C. 1224-1237.

175. de Waha S. et al. Lesão multiarterial versus lesão culpada apenas intervenção coronária percutânea em choque cardiogênico complicando infarto agudo do miocárdio: uma revisão sistemática e meta-análise //European Heart Journal: Acute Cardiovascular Care. – 2018. – T . 7. –№. 1. – C. 28-37.

176. de Winter J. et al. Impella CP versus bomba de balão intra-aórtico no infarto agudo do miocárdio complicado por choque cardiogênico: o estudo IMPRESS. – 2016.

177. Dietrich- Muszalska A. et al. O estresse oxidativo pode ser induzido pela homocisteína elevada em pacientes esquizofrênicos //Pesquisa neuroquímica. – 2012. –T . 37. –C . 1057-1062.

178. Dong Q. et al. Declaração científica da Chinese Stroke Association: trombólise intravenosa em acidente vascular cerebral isquêmico agudo //AVC e Neurologia Vascular. – 2017. – T . 2. – №. 3.

179. Donnan GA, Fisher M. Macleod M e Davis SM //AVC. A Lanceta. – 2008. – T. 371. –№. 9624. –C. 1612-1623

180. Ertl M. et al. Novos insights sobre clima e AVC: Influências de massas de ar específicas e mudanças de temperatura na incidência de AVC // Doenças Cerebrovasculares. – 2019. – T . 47. –№. 5-6. – C. 275-284.

181. Ferro JM Embolia cerebral. Respostas a questões práticas // Journal of Neurology. –2003. – Nº 250 (2). –C . 139–147.

182. Fu M. et al. Eficácia da embolectomia arterial com stent Solitaire™ no tratamento de embolia cerebral cardiogênica aguda em 17 pacientes //Medical Science Monitor: International Medical Journal of Experimental and Clinical Research. – 2016. – T . 22. –C . 1302.

183. Gogineni S., Kotagiri VK Um estudo de síndrome cardíaca cerebral em pacientes com acidente vascular cerebral isquêmico agudo sem doença cardíaca prévia em um centro de atendimento terciário //European Journal of Cardiovascular Medicine. – 2023. – T . 13. –№. 3.

184. Goldberg RJ et al. Tendências de uma década (2001–2011) na incidência e taxas de mortalidade hospitalar associadas ao desenvolvimento intra-hospitalar de choque cardiogênico após infarto agudo do miocárdio //Circulação: Qualidade Cardiovascular e Resultados. – 2016. – T . 9. –№. 2. – C. 117-125.

185. Goldstein LB et al. Diretrizes para a prevenção primária do AVC: uma diretriz para profissionais de saúde da American Heart Association/American Stroke Association //Stroke. – 2011. –T . 42. –№. 2. – C. 517-584.

186. Guo W. et al. Análise de alterações eletrocardiográficas neurogênicas em pacientes com AVC agudo //International Journal of Clinical and Experimental Medicine. – 2020. –T . 13. –№. 10. – C . 7787-7793.

187. Hariri E. et al. Tendências de vinte e cinco anos (1986-2011) nas taxas de incidência e mortalidade de acidente vascular cerebral complicando infarto agudo do miocárdio //The American Journal of Medicine. – 2018. – T . 131. –№. 9. – C. 1086-1094.

188. Helgestad OKL et al. Tendências temporais na incidência e características dos pacientes em choque cardiogênico após infarto agudo

do miocárdio de 2010 a 2017: um estudo de coorte dinamarquês //European Journal of Heart Failure. – 2019. – Т . 21. –№. 11. – С. 1370-1378.

189. Hiraga A. et al. Relação entre o resultado em pacientes com AVC agudo e múltiplas pontuações relacionadas ao AVC obtidas após o início do AVC //Journal of Physical Therapy Science. – 2018. – Т . 30. – №. 10. – С. 1310-1314.

190. Horie N. et al. AVC agudo com oclusão de vaso intracraniano importante: características de cardioembolismo e estenose/oclusão in situ relacionada à aterosclerose //Journal of Clinical Neuroscience. – 2016. – Т . 32. –С . 24-29.

191. Hsu S. et al. Preditores de falha hemodinâmica da bomba de balão intra-aórtico em choque cardiogênico por infarto do miocárdio não agudo //American Heart Journal. – 2018. – Т . 199. –С . 181-191.

192. Hu L. et al. Análise prognóstica de diferentes regimes terapêuticos em pacientes com embolia cerebral cardiogênica aguda //BMC neurologia. – 2021. – Т . 21. –№. 1. – С. 1-10.

193. Ibrahim EAA et al. Alterações eletrocardiográficas e níveis séricos de troponina em pacientes com acidente vascular cerebral agudo, um estudo analítico descritivo prospectivo do Sudão. – 2021.

194. Ishikawa Y., Hifumi T., Urashima M. Influência de viver sozinho ou com o cônjuge apenas no prognóstico de curto prazo em pacientes após acidente vascular cerebral isquêmico agudo //International Journal of Environmental Research and Public Health. – 2020. –Т . 17. – №. 21. –С . 8223.

195. Jensen M., Thomalla G. Causas e prevenção secundária de acidente vascular cerebral isquêmico agudo em adultos // Hämostaseologie . – 2020. –Т . 40. –№. 01. –С . 022-030.

196. Kapur NK, Thayer KL, Zweck E. Choque cardiogênico no cenário de infarto agudo do miocárdio //Methodist DeBakey cardiovascular Journal. – 2020. –Т . 16. –№. 1. – С . 16.

197. Karami M. et al. Suporte circulatório mecânico no choque cardiogênico por infarto agudo do miocárdio: Impella CP/5. 0 versus ECMO //European Heart Journal: Acute Cardiovascular Care. – 2020. –Т . 9. –№. 2. – С . 164-172.

198. Kavakli HS, Altintas ND, Tanriverdi F. Níveis de homocisteína em pacientes com AVC isquêmico agudo/ Akut Iskemik Inmeli Hastalarda Homosisteína Düzeyleri //Eurasian Journal of Emergency Medicine. – 2010. –Т . 9. –№. 4. – С . 169.

199. Kelley RE, Kelley BP Relação Coração-Cérebro em Acidente Vascular Cerebral //Biomedicinas. – 2021. – Т . 9. –№. 12. – С . 1835.

200. Kirchhof P. et al. Diretrizes ESC 2016 para o tratamento da fibrilação atrial desenvolvidas em colaboração com EACTS // Kardiologia Polska (Polish Heart Journal). – 2016. – Т . 74. –№. 12. – С . 1359-1469.

201. Kolte D. et al. Intervenção coronária percutânea apenas do vaso culpado versus multiarterial em pacientes com choque cardiogênico complicando infarto do miocárdio com elevação do segmento ST: uma meta-análise colaborativa //Circulação: Intervenções Cardiovasculares. – 2017. – Т . 10. –№. 11. – С. e005582.

202. Korhonen M. et al. Morfologia do apêndice atrial esquerdo em pacientes com suspeita de acidente vascular cerebral cardiogênico sem fibrilação atrial conhecida // PLoS One. – 2015. –Т . 10. –№. 3. – С. e0118822.

203. Krol W. et al. Ecocardiografia transtorácica na avaliação de causas cardiogênicas de acidente vascular cerebral isquêmico // Neurologia eu Neurocirurgia Polska. – 2019. – Т . 53. –№. 2. – С. 156-161.

204. Kundu A. et al. Relação da fibrilação atrial no infarto agudo do miocárdio com complicações intra-hospitalares e readmissão hospitalar precoce //The American Journal of Cardiology. – 2016. – T . 117. –№. 8. – C. 1213-1218.

205. Laimoud M., Ahmed W. Complicações neurológicas agudas em pacientes adultos com choque cardiogênico em suporte de oxigenação por membrana extracorpórea veno -arterial //The Egyptian Heart Journal. – 2020. –T . 72. –C . 1-9.

206. Laimoud M., Alanazi M., Qureshi R. Resultados hospitalares após oxigenação por membrana extracorpórea veno -arterial periférica emergente em pacientes adultos apresentando choque cardiogênico //Signa Vitae. – 2021. – T . 17. –№. 5.

207. Lauten A. et al. Suporte ventricular esquerdo percutâneo com o Impella-2. 5–dispositivo de assistência em choque cardiogênico agudo: resultados do registro Impella –EUROSHOCK //Circulação: Insuficiência Cardíaca. – 2013. –T . 6. –№. 1. – C. 23-30.

208. Lee V., Connolly H., Brown R. Manifestações do sistema nervoso central de mixoma cardíaco // Arch. Neurol. – 2007. – Vol. 64 (8). – P. 1115–1120.

209. Levy B. et al. Epinefrina versus norepinefrina para choque cardiogênico após infarto agudo do miocárdio //Journal of the American College of Cardiology. – 2018. – T . 72. –№. 2. – C. 173-182.

210. Lim HS, Howell N. Choque cardiogênico devido a insuficiência cardíaca terminal e infarto agudo do miocárdio: características e resultados do suporte circulatório mecânico temporário //Choque. – 2018. – T . 50. –№. 2. – C . 167-172.

211. Liu Y. et al. Relação entre razão normalizada internacional inicial e prognóstico em pacientes com embolia cerebral cardiogênica // Annals of Palliative Medicine. – 2020. –T . 9. –№. 5. – C. 2448-2454.

212. Loehn T. et al. Sobrevida a longo prazo após descarga precoce com Impella CP® em infarto agudo do miocárdio complicado por choque cardiogênico //European Heart Journal: Acute Cardiovascular Care. – 2020. –Т . 9. –№. 2. – С. 149-157.

213. Malick W. et al. Comparação da resposta hemodinâmica à contrapulsação do balão intra-aórtico em pacientes com choque cardiogênico resultante de infarto agudo do miocárdio versus insuficiência cardíaca aguda descompensada //The American Journal of Cardiology. – 2019. – Т . 124. –№. 12. – С. 1947-1953.

214. Manea MM et al. Alterações cardíacas no acidente vascular cerebral isquêmico agudo //Romanian Journal of Neurology. – 2017. – Т . 16. –№. 1. – С . 15.

215. Mebazaa A. et al. Insuficiência cardíaca aguda e choque cardiogênico: uma orientação prática multidisciplinar //Medicina intensiva. – 2016. – Т . 42. –С . 147-163.

216. Meraj PM et al. Impella 2. 5 iniciado antes da ICP do tronco principal esquerdo desprotegido no infarto agudo do miocárdio complicado por choque cardiogênico melhora a sobrevida precoce //Journal ofvential cardiology. – 2017. – Т . 30. –№. 3. – С. 256-263.

217. Meza JM et al. Suporte de longo prazo para choque cardiogênico refratário agudo com dispositivo de assistência ventricular extracorpórea de fluxo contínuo: uma experiência de sete anos //Journal of Cardiac Failure. – 2015. –Т . 21. –№. 8. – С. S98-S99.

218. Min J. et al. Resultado cardíaco neurogênico em pacientes após acidente vascular cerebral isquêmico agudo: A conexão cérebro e coração //Journal of Stroke and Cerebrovascular Diseases. – 2022. – Т . 31. –№. 12. – С. 106859.

219. Miyamoto S. et al. Diretriz da sociedade de AVC do Japão 2021 para o tratamento de AVC //International Journal of Stroke. – 2022. – Т . 17. –№. 9. – С. 1039-1049.

220. Molnar T., Csecsei P. Prevenção do AVC isquêmico não cardiogênico: Rumo ao cuidado personalizado do AVC // Publicações Exon. – 2021. –С . 133-147.

221. Munibari AN, Almotarreb A., Alansi AK Choque cardiogênico entre pacientes iemenitas que apresentam síndrome coronariana aguda (SCA). Dados da fase de registro de eventos coronários agudos do Golfo (Corrida do Golfo I) //Thamar University Journal of Natural & Applied Sciences. – 2016. – Т . 6. –№. 6. – С. 1-9.

222. Nguyen HL et al. Tendências de dez anos (2001–2011) nas taxas de incidência e resultados de curto prazo de choque cardiogênico de início precoce versus tardio após hospitalização por infarto agudo do miocárdio //Journal of the American Heart Association. – 2017. – Т . 6. – №. 6. – С . e005566.

223. Ning Y. et al. Cardiomiopatia atrial: uma causa emergente de acidente vascular cerebral embólico de origem indeterminada //Fronteiras em medicina cardiovascular. – 2021. – Т . 8. – С . 674612.

224. O'donnell MJ et al. Fatores de risco para acidente vascular cerebral hemorrágico isquêmico e intracerebral em 22 países (estudo INTERSTROKE): um estudo de caso-controle //The Lancet. – 2010. –Т . 376. –№. 9735. –С. 112-123.

225. Onatsu J. et al. A concentração sérica da cadeia leve do neurofilamento se correlaciona com o volume do infarto, mas não com o prognóstico no acidente vascular cerebral isquêmico agudo //Journal of Stroke and Cerebrovascular Diseases. – 2019. – Т . 28. –№. 8. – С. 2242-2249.

226. O'NEILL WW et al. O uso atual do Impella 2. 5 no infarto agudo do miocárdio complicado por choque cardiogênico: resultados do Registro USpella //Journal of Interventional Cardiology. – 2014. –T . 27. –№. 1. – C. 1-11.

227. Ouweneel DM et al. Suporte circulatório mecânico percutâneo versus bomba de balão intra-aórtico em choque cardiogênico após infarto agudo do miocárdio //Journal of the American College of Cardiology. – 2017. – T . 69. –№. 3. – C. 278-287.

228. Ouweneel DM et al. Uso na vida real de suporte circulatório ventricular esquerdo com Impella em choque cardiogênico após infarto agudo do miocárdio: 12 anos de experiência AMC //European Heart Journal: Acute Cardiovascular Care. – 2019. – T . 8. –№. 4. – C. 338-349.

229. Pilarska E. et al. Recomendações polonesas para diagnóstico e terapia de acidente vascular cerebral pediátrico // Neurologia eu Neurocirurgia Polska. – 2023.

230. Pöss J. et al. Estratificação de risco para pacientes em choque cardiogênico após infarto agudo do miocárdio //Journal of the American College of Cardiology. – 2017. – T . 69. –№. 15. –C. 1913-1920.

231. Rao P. et al. Oxigenação por membrana extracorpórea venoarterial para choque cardiogênico e parada cardíaca: considerações fundamentais para iniciação e manejo //Circulação: Insuficiência Cardíaca. – 2018. – T . 11. –№. 9. – C. e004905.

232. Redfors B. et al. Tendências de 17 anos na incidência e prognóstico de choque cardiogênico em pacientes com infarto agudo do miocárdio no oeste da Suécia //International Journal of Cardiology. – 2015. –T . 185. –C . 256-262.

233. Reyentovich A., Barghash MH, Hochman JS Gestão de choque cardiogênico refratário //Nature Reviews Cardiology. – 2016. – T . 13. –№. 8. – C . 481-492.

234. Rubini Gimenez M. et al. Manejo específico do sexo em pacientes com infarto agudo do miocárdio e choque cardiogênico: um subestudo do estudo CULPRIT-SHOCK //Circulation: Cardiovascular Interventions. – 2020. –Т . 13. –№. 3. – С. e008537.

235. Saito Y. et al. Complicações e resultados do tratamento com Impella em pacientes com choque cardiogênico com e sem infarto agudo do miocárdio //Journal of the American Heart Association. – 2023. – Т . 12. –№. 17. –С. e030819.

236. Samsky MD et al. Choque cardiogênico após infarto agudo do miocárdio: uma revisão //Jama. – 2021. – Т . 326. –№. 18. –С. 1840-1850.

237. Schrage B. et al. Suporte Impella para infarto agudo do miocárdio complicado por choque cardiogênico: estudo iabp -shock II de par combinado, análise de mortalidade em 30 dias //Circulação. – 2019. – Т . 139. –№. 10. – С. 1249-1258.

238. Shah AH, Puri R., Kalra A. Manejo do choque cardiogênico complicando o infarto agudo do miocárdio: uma revisão //Cardiologia clínica. – 2019. – Т . 42. –№. 4. – С . 484-493.

239. Shah M. et al. Causas e preditores de readmissão em 30 dias em pacientes com infarto agudo do miocárdio e choque cardiogênico //Circulação: Insuficiência Cardíaca. – 2018. – Т . 11. –№. 4. – С. e004310.

240. Shah M. et al. Tendências no uso de suporte circulatório mecânico e mortalidade hospitalar entre pacientes com infarto agudo do miocárdio e choque cardiogênico não relacionado ao infarto nos Estados Unidos //Clinical Research in Cardiology. – 2018. – Т . 107. –С . 287-303.

241. Shah RU et al. Resultados pós-hospitalares de pacientes com infarto agudo do miocárdio com choque cardiogênico: resultados do NCDR //Journal of the American College of Cardiology. – 2016. – Т . 67. –№. 7. – С. 739-747.

242. Sheppard MN, Mohiaddin R. Tumores do coração //Cardiologia do Futuro. – 2010. –T . 6. –№. 2. – C . 181-193.

243. Shiotsuki H. et al. Relações entre ingestão de álcool e gravidade do AVC isquêmico na análise estratificada por sexo para pacientes japoneses com AVC agudo //Journal of Stroke and Cerebrovascular Diseases. – 2019. – T . 28. –№. 6. – C. 1604-1617.

244. Soliman EZ, Shalash OA Homocisteína, vitaminas e prevenção de doenças vasculares: resultados mais negativos //The American Journal of Clinical Nutrition. – 2008. – T. 87. –№. 4. – C. 1069-1070.

245. Squara P., Hollenberg S., Payen D. Reconsiderando vasopressores para choque cardiogênico: tudo deve ser o mais simples possível, mas não mais simples // Peito. – 2019. – T . 156. –№. 2. – C . 392-401.

246. Thiele H. et al. Suporte extracorpóreo de vida em pacientes com infarto agudo do miocárdio complicado por choque cardiogênico - Desenho e justificativa do ensaio ECLS-SHOCK //American Heart Journal. – 2021. – T . 234. –C . 1-11.

247. Thiele H. et al. Contrapulsação com balão intra-aórtico no infarto agudo do miocárdio complicado por choque cardiogênico (IABP-SHOCK II): resultados finais de 12 meses de um ensaio randomizado e aberto //The Lancet. – 2013. –T . 382. –№. 9905. –C. 1638-1645.

248. Thiele H. et al. Bomba de balão intra-aórtico em choque cardiogênico complicando infarto agudo do miocárdio: resultado de longo prazo de 6 anos do estudo randomizado IABP-SHOCK II //Circulation. – 2019. – T . 139. –№. 3. – C. 395-403.

249. Thiele H. et al. Tratamento do choque cardiogênico complicando o infarto do miocárdio: uma atualização 2019 //European Heart Journal. – 2019. – T . 40. –№. 32. –C. 2671-2683.

250. Toledo MEG et al. Fibrilação atrial detectada após acidente vascular cerebral isquêmico agudo: evidências que apoiam a hipótese neurogênica //Journal of Stroke and Cerebrovascular Diseases. – 2013. – T . 22. –№. 8. – C. e486-e491.

251. Tsubakino S. et al. Função motora e atividades de recuperação da vida diária após infarto cardiogênico da artéria carótida interna: um estudo de coorte retrospectivo //Journal of Stroke and Cerebrovascular Diseases. – 2021. – T . 30. –№. 6. – C. 105734.

252. Vahdatpour C., Collins D., Goldberg S. Choque cardiogênico //Journal of the American Heart Association. – 2019. – T . 8. –№. 8. – C . e011991.

253. Vallabhajosyula S. et al. Falência aguda de órgãos não cardíacos em infarto agudo do miocárdio com choque cardiogênico //Journal of the American College of Cardiology. – 2019. – T . 73. –№. 14. –C. 1781-1791.

254. Vallabhajosyula S. et al. Choque cardiogênico na cardiomiopatia takotsubo versus infarto agudo do miocárdio: uma perspectiva nacional de 8 anos sobre características clínicas, manejo e resultados //JACC: Heart Failure. – 2019. – T . 7. –№. 6. – C. 469-476.

255. Vallabhajosyula S. et al. Variação regional no manejo e resultados do infarto agudo do miocárdio com choque cardiogênico nos Estados Unidos //Circulação: Insuficiência Cardíaca. – 2020. –T . 13. –№. 2. – C. e006661.

256. Vallabhajosyula S. et al. Utilização de cuidados paliativos para choque cardiogênico complicando infarto agudo do miocárdio: uma perspectiva nacional de 15 anos sobre tendências, disparidades, preditores e resultados //Journal of the American Heart Association. – 2019. – T . 8. –№. 15. –C. e011954.

257. Wang J. et al. A segurança da terapia antitrombótica em pacientes com micro-hemorragias cerebrais e embolia cerebral cardiogênica devido a fibrilação atrial não valvular //BMC Cardiovascular Disorders. – 2019. – Т . 19. –№. 1. – С. 1-9.

258. Wang R. et al. CTA coronária para investigar o valor preditivo do apêndice atrial esquerdo para acidente vascular cerebral cardiogênico em pacientes com fibrilação atrial não valvar //BioMed Research International. – 2020. –Т . 2020.

259. Wang Y. et al. Associação entre alteração dos parâmetros de coagulação e prognóstico clínico em pacientes com AVC isquêmico agudo após trombólise intravenosa com rt-PA //Trombose Clínica e Aplicada/Hemostasia. – 2021. – Т . 27. –С . 10760296211039285.

260. Wayangankar SA et al. Tendências temporais e resultados de pacientes submetidos a intervenções coronárias percutâneas para choque cardiogênico no contexto de infarto agudo do miocárdio: um relatório do CathPCI Registry //Cardiovascular Interventions. – 2016. – Т . 9. –№. 4. – С. 341-351.

261. Wenzl FA et al. Os níveis plasmáticos de dipeptidil peptidase 3 predizem choque cardiogênico e mortalidade em síndromes coronarianas agudas //European Heart Journal. – 2023. – Т . 44. –№. 38. –С. 3859-3871.

262. Wierzbicki AS Homocisteína e doenças cardiovasculares: uma revisão das evidências //Diabetes and Vascular Disease Research. – 2007. –Т . 4. – №. 2. – С . 143-149.

263. Wu D., Liu Y. FM combinado com a pontuação NIHSS contribui para o diagnóstico precoce de AIS e diagnóstico diferencial de AIS cardiogênico e não cardiogênico // Trombose clínica e aplicada/Hemostasia. – 2021. – Т . 27. –С . 10760296211000129.

264. Yoon Y. et al. Os padrões de recorrência do AVC são previstos pelos subtipos e mecanismos do AVC não cardiogênico passado //European Journal of Neurology. – 2013. –T . 20. –№. 6. – C. 928-934.

265. Zedde M. et al. Neurodegeneração secundária da substância negra ipsilateral no acidente vascular cerebral isquêmico agudo //Ciências Neurológicas. – 2023. – T . 44. –№. 11. – C. 4099-4102.

266. Zeymer U. et al. Declaração de posição da Acute Cardiovascular Care Association para o diagnóstico e tratamento de pacientes com infarto agudo do miocárdio complicado por choque cardiogênico: Um documento da Acute Cardiovascular Care Association da Sociedade Europeia de Cardiologia //European Heart Journal: Acute Cardiovascular Care. – 2020. –T . 9. –№. 2. – C. 183-197.

267. Zhang L. et al. Características da placa carotídea não estenótica no acidente vascular cerebral embólico de origem indeterminada em comparação com embolia cardiogênica: um estudo observacional transversal retrospectivo //BMC neurology. – 2022. – T . 22. –№. 1. – C. 1-8.

268. Zhang R. et al. Superestimação do sinal do vaso de suscetibilidade: um marcador preditivo da causa do AVC //AVC. – 2017. – T . 48. –№. 7. – C. 1993-1996.

269. Zhang Y., Wang M. Papel e significado clínico da terapia antiplaquetária individualizada guiada por tromboelastografia em acidente vascular cerebral isquêmico não cardiogênico: um estudo de coorte retrospectivo. – 2023.

270. Zheng WC et al. Efeito da parada cardíaca concomitante nos resultados em pacientes com choque cardiogênico relacionado à síndrome coronariana aguda //The American Journal of Cardiology. – 2023. – T . 204. –C . 104-114.

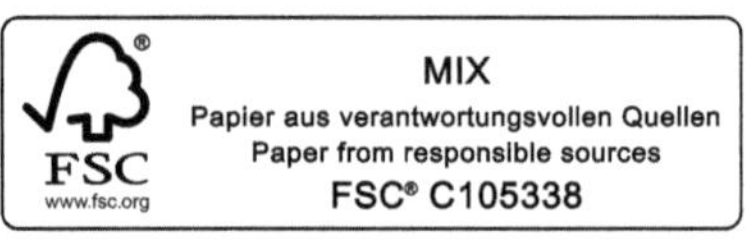

Printed by Books on Demand GmbH, Norderstedt / Germany